여성을 위한
아로마
테라피

이 책을 편집하는 데 많은 도움을 준

수 로빈슨(Sue Robinson)에게 감사를 드린다.

크나큰 신뢰로 중한 병을 앓으면서도 나의 테스트에 응해준

세 아이들에게 깊은 사랑을 보낸다.

AROMATHERAPY FOR WOMEN

Aromatherapy for Women

A Practical Guide to Essential Oils for Health and Beauty

by Maggie Tisserand

여성을 위한
아로마
테라피

마기 티설랜드 지음 * 조태동·손성희 옮김

대원사

옮긴이

조태동 현 강릉대학교 환경조경학과 교수. 한국 허브·아로마라이프 연구소장. 허브와 아로마테
라피 정착을 위해 각 방송사와 대학생을 대상으로 열린사이버대학교(www.ocu.or.kr)에서 허브·아로
마테라피에 대한 강좌를 실시하고 있다. 주요 저서로『허브HERB』,『닥터조 허브가든』,『허브를 이용한
건강과 미용』,『향기로운 삶을 연출하는 허브&아로마 라이프』등이 있다

손성희 일본에서 자랐으며, 1985년 THE INTERNATIONAL SCHOOL OF THE SACRED HEART
를 거쳐, 1989년 일본 성심여자대학을 졸업(여성교육사 전공)했다. 1990년 쇼와죠시다이(昭和女子大
學)에서 '허브와 포푸리' 강좌를 수료한 후 실생활에 응용해 왔다. 서울 홍대 앞에서 허브애비뉴를 경
영하고 있으며, 연희동에도 전문매장을 열 계획이다. 주요 저서로『에센셜 오일을 활용한 정통 아로마
테라피』가 있다.

여성을 위한 아로마테라피
AROMATHERAPY FOR WOMEN

첫판 1쇄 인쇄 2003년 7월 25일
첫판 4쇄 발행 2021년 9월 15일

지은이 마기 티설랜드
옮긴이 조태동·손성희
펴낸이 김남석

펴낸곳 (주)대원사
06342 서울시 강남구 양재대로 55길 37 3층 302호
전화 02-757-6717 팩스 02-775-8043
등록번호 제3-191호 홈페이지 www.daewonsa.co.kr

·잘못 만들어진 책은 바꾸어 드립니다.

값 14,000원

ISBN 89-369-0975-4 13510

저자 서문

아로마테라피에 대해 궁금해 하시는 한국의 독자 여러분 안녕하세요?

저는 영국에 있는 마기 티설랜드입니다. 먼저 한국에서 제 책이 나오게 된 것을 매우 기쁘게 생각하며, 관심을 가져 주신 여러분들께 깊은 감사를 드립니다.

아로마테라피를 알게 되고 이해하게 된 것은 제 생애 가장 값지고 큰 선물입니다. 이제 아로마(aroma)가 없는 삶은 상상도 할 수 없는 일이 되어버렸습니다. 몸과 마음을 건강하게 지켜주고 특히 피부 미용, 스트레스 해소에도 효과를 발휘하는 아로마는 저의 일상 생활 속에서 폭넓게 활용되고 있습니다.

저는 한국에 계신 여러분들이 아로마테라피를 이해하고 생활 속에서 즐기기를 진심으로 바랍니다. 여러분이 아로마테라피를 접하면서 그 효과를 직접 경험해 보는 것이야말로 이 세상에서 가장 유익한 여행이 아닐까 생각합니다.

여러분들의 향기로운 행운을 기원합니다.

런던에서 마기 티설랜드

차 례

일러두기

● 이 책에서 제시한 레시피는 마기 티설랜드 여사에게 양해를 얻어 원서의 레시피보다 에센셜 오일의 양을 적게 조절했습니다. 이는 유럽인과 우리 한국인의 체질이나 피부 점막 등이 근본적으로 다르기 때문입니다.

● 레시피에서 에센셜 오일 명칭의 '오일'을 뺐습니다.

● 이 책에 사용된 레시피의 예입니다.

　● ● ● **근육통을 치료하는 마사지**(증상 또는 병증, 아로마테라피 이용 방법)

　　· 주니퍼 6방울+라벤더 3방울+로즈마리 4방울+베이스 오일 50㎖

● 이 책에 사용된 레시피에 적힌 베이스 오일은 스위트아몬드 오일, 카밀라 오일, 아보카도 오일, 그레이프시드 오일, 호호바 오일 등을 말합니다.

● 에센셜 오일 양은 개인의 취향과 건강 상태에 따라 분량이 달라지므로 한꺼번에 너무 많은 양을 사용하지 않도록 합니다.

● 에센셜 오일은 종류에 따라 사용하면 안 되는 경우가 있으므로 반드시 라벨의 주의 사항을 숙지하도록 합니다.

Aromatherapy for Women

A Practical Guide to Essential Oils for Health and Beauty

by Maggie Tisserand

머리말

먼저 이 책에 '여성을 위한 아로마테라피' 라는 제목을 붙인 이유를 설명하고자 합니다. 그리고 "그렇다면 남성을 위한 아로마테라피는 무엇인가?" 라고 묻는 남성 여러분에게 약간의 설명을 드리고자 합니다. 당연히 아로마테라피(방향요법)는 여성만을 위한 것은 아닙니다. 여성과 어린이와 남성을 포함한 모든 사람을 위한 것입니다. 그리고 어떤 경우에는 동물을 위한 것이기도 합니다. 제가 이 제목을 선택한 것은 여성에게만 직접 관계가 있는 임신과 출산, 부인병에 관하여 대부분 다루었기 때문입니다. 그렇지만 이 책에는 남성에게 필요한 정보도 충분히 실었습니다. 제6장의 「아로마테라피와 면역기구」의 내용들이 특히 그렇습니다.

저는 임신과 출산, 세 자녀의 육아를 몸소 체험하면서 외모는 물론 몸 전체의 건강이 두드러지게 개선된 점, 그리고 에센셜 오일을 사용하여 좋은 결과를 얻은 친지들의 의견과 감상 등으로 이 책의 많은 부분을 채웠습니다.

아로마테라피란 간단히 설명드리면 '방향물질을 이용한 요법'입니다. 이 방향물질은 꽃, 나무, 관목, 풀 등 식물에서 얻는 물질입니다. 식물체의 부분(예를 들면 샌달우드의 나무 줄기, 장미의 꽃잎, 레몬의 껍질, 로즈마리 등 관목의 잎, 주니퍼의 열매 추출액 등)을 '증류'라는 방법으로 처리하여 휘발성 방향물질을 얻습니다. 이것이 에센셜 오일이라는 액체입니다.

에센셜 오일은 다양한 방법으로 사용할 수 있습니다. 후각은 사람의 정서와 연결되어 있어, 이 후각이 아로마테라피의 힘을 인식하고 큰 역할을 하게 됩니다. 여기서 우리는 어떤 에센셜 오일이 우울한 기분을 밝게 해주고, 혼란 상태를 진정시켜 주는지 발견할 수 있습니다. 아로마테라피는 방향과 마사지와 의학이 혼합된 요법입니다.

제가 더 이상 아스피린이나 항생물질 등은 섭취하지 않겠다고 결심하고 대체의학을 처음 찾은 것은 1972년의 일입니다. 제가 선택한 대체의학은 '호메오파시(同種療法, Homeopathy, 건강한 사람에게 어떤 물질을 다량 사용하게 되면 병이 되지만, 같은 물질을 소량 투여하면 그 병이 고쳐진다는 원리에 의거한 요법)'였습니다만, 저와 같은 의지를 가진 젊은 사람들과 함께 일종의 '메디컬 공동체(medical commune)'에서 생활할 때 제 기억 속에 영원히 새겨질 만한 일이 일어났습니다. 그것은 에센셜 오일의 기적적인 치유력을 보여 주는 사건이었습니다!

어느 날 한 친구가 찾아왔는데 나가보니 크게 화상을 입은 한쪽 팔을 감싸고 서 있었습니다. 친구는 자신의 지프 라디에이터를 열다가 뿜어 나온 증기로 인해 화상을 입은 것이었습니다. 저희들은 병원에 가라고 권했으나 친구는 말을 듣지 않았습니다. 그리고 화상을 치료해 달라고 했습니다.

애니(국가공인간호사로 침술을 배우고 있던 친구)는 스스로 2도 화상이라고 진단하고 소독된 기구로 부위를 깨끗이 닦았습니다. 저는 호메오파시 약제 아르니카(arnica)를 친구에게 투여하여 그 충격을 줄여 주었습니다. 로버트 티설랜드는 살균 처리된 거즈에 라벤더 원액을 흡수시켜서 상처 부위에 얹어 주었습니다. 처음에는 에센셜 오일 때문에 상처가 따가웠지만 곧 통증은 가벼워졌습니다. 이 치료를 일주일 동안 하루에 2회씩 실행한 결과 2주 후에는 화상 부위가 깨끗이 치료되고 흔적도 남지 않았습니다. 친구는 다시 직장 생활을 시작할 수 있었습니다.

로버트가 라벤더 오일을 택한 것은 1930년대에 가트포세와 쟝 바르네 박사가 라벤더 오일을 각각 화상에 사용하여 모두 확실한 성과를 얻었기 때문입니다. 이처럼 에센셜 오일의 놀라운 치유력을 직접 보고 난 후 아로마테라피와 나의 긴 연애가 시작되었습니다.

현재 아로마테라피스트(방향요법사)로, 이 분야의 제 1인자로 꼽히는 로버트 티설랜드와 저는 11년 동안 결혼 생활을 했습니다. 그동안 줄곧 에센셜 오일을 건강과 미용과 행복을 위해 유용하게 활용해 왔습니다. 로버트와는 헤어졌지만 아로마테라피에 대한 저의 애정과 에센셜 오일을 향한 감사의 마음은 더욱 더 깊어지고 있습니다.

아로마테라피란 아주 복잡하지만 동시에 그것을 실천하기는 아주 쉽습니다. 방향욕부터 시작하여 아로마테라피의 길로 들어서 보십시오. 그리고 생활 속에서 아로마테라피 연구를 시작해 보십시오. 앞으로 배워야 할 것이 무궁무진하게 많을 것입니다.

가족의 가벼운 병을 에센셜 오일을 이용해서 치료할 때 자신감을 갖는 것이 중요합니다. 저도 우리 아이들을 치료할 때는 자신 있게 합니다. 그것은 자신에게 에센셜 오일에 대한 지식이 있고 직감을 활용할 수 있으며 에센셜 오일을 식물 속에 함유시킨 창조주의 사랑의 힘을 믿기 때문입니다. 우리가 병에 걸렸을 때에는 누군가를, 또는 무엇인가를 믿어야만 합니다. '누군가'는 의사일 수도 있고 약사일 수도 있고 때론 자기 자신일 수도 있습니다. 그리고 '무엇인가'란 의사의 처방일 수도 있고 시판하는 약일 수도 있습니다. 어느 것을 선택하느냐는 당신에게 달렸습니다.

자신이나 아이들을 치료하는 방법을 선택할 자유가 있다는 것은 아주 중요한 것입니다. 이것은 그 누구든지 신중하고 소중하게 생각해야 할 문제입니다. 하지만 사실 위험한 선택을 할 수도 있습니다. 유럽시장이 통합되면서 영국에 사는 사람들은 지금까지 익숙하게 사용해 오고 있는 약제들을 앞으로는 사용할 수 없을지도 모릅니다. 대체의약품을 선택할 자유가 자신에게 있다고 생각하는 사람들, 그리고 어떤 약은 사용할 수 있다거나 사용할 수 없다거나를 남에게 지시받고 싶지 않은 사람들은 '영국약초요법협회'에 가입해야 한다고 생각합니다. '영국약초요법협회'는 허브류, 에센셜 오일류, 약초류의 이용이나 제조, 소매하는 데 있어서 제약이 되는 법률과 싸우는 조직입니다. 제 개인적인 생각은 신(또는 무엇이든 우리가 창조주라고 부르고 싶은 존재)은 우리에게 도움이 되게 하기 위해 이 땅에 허브와 에센셜 오일을 제공한 것입니다. 그런데 약품이란 이러이러한 성분으로만 만들어야 한다는 관료적인 명령에 완전히 따라야 한다는 이유로 나에게서 빼앗아갈 수는 없다고 믿습니다.

이 책을 통해서 저는 일부 의료 관계자들이 기분 나쁘게 여길 수도 있는 생각을 표명하였습니다. 하지만 저는 '의사를 반대하는(anti-doctor)' 사람은 아닙니다. 가까운 친구 중에 의사가 여러 명 있을 정도이니까요. 그러나 저는 처방 약제를 지나치게 많이 사용하는 것은 절대 반대입니다. 현대 의학은 많은 것을 제공해 줍니다. 특히 구명 기술에 관해선 그렇습니다. 만약 제가 버스에 치이기라도 한다면, 분명 저는 그러한 혜택에 감사할 것입니다.

그러나 값 싸고 효과가 있고, 그것을 활용하는 사람에게 부담이 적은 약이 있음에도 불구하고, 우리나라의 병원과 국가의료제도가 매년 수백만 파운드나 들여 제약회사 제품을 구입하는 유통 경로로 이용되고 있다는 건 도저히 이해할 수 없습니다. 영국의 두세 병원에서는 지금 환자의 병구완에 아로마테라피를 도입하여 놀랄 만한 성과를 올리고 있습니다(옥스포드의 한 병원의 병동에서는 환자들에게 아로마테라피 마사지를 하고, 또 다른 몇 병동에서는 에센셜 오일을 버너로 확산시켜 공기를 정화한 결과, 야간에 사용하던 진정제의 투여량이 매우 줄어들었습니다). 그러나 병원에서의 에센셜 오일의 사용은 아직 미미한 정도입니다.

최근 입원중에 전염병에 걸릴 위험이 있다는 보고가 있었습니다. 이 보고에 의하면, 병원에 오래 있으면 있을수록 어떤 병균에 감염될 위험성이 커져 그로 인해 입원 기간이 더 길어지게 된다는 것입니다. 이 이야기는 산원(産院)이 유아에게나 산부에게나 위험한 곳이라는 저의 견해와 논평을 뒷받침해 주는 동시에, '건강한 공기'를 마실 필요를 강조하고 있습니다.

자신을 보호해 주는 식물의 방향으로 주위를 둘러싼다면 공기 중의 세균에 당할 가능성을 줄일 수 있습니다. 아로마테라피는 이미 발생한 질환을 고칠 뿐 아니라, 환경 오염 물질, 세균, 바이러스로부터 인간을 잘 지켜주는 것입니다. 병에 걸린다거나 몸에 이상이 생기는 것을 가만히 기다리지 마십시오. 우리에게는 몸을 지키고 병에 대한 저항력을 만들어 주며 몸이 나빠지는 것을 막아 주는 수단이 있습니다. 우리는 지금 건강 혁명의 여명기에 있는 것입니다. 예방 의학은 지금부터 시작인 것입니다. 그리고 아로마테라피는 1990년대의 중요한 치료 방법의 하나인 것입니다(역자주: 최근 우리나라에의 일부 병원에서 아로마테라피를 도입하기 시작했으며 일반인들 사이에서도 대체의학의 한 수단으로 아로마테라피에 대한 관심이 고조되고 있다).

자기 몸을 건강히 유지하며, 그 기능을 제대로 발휘해 나아가게 된다면, 의사를 찾아가는 일은 자연히 줄어들게 됩니다. 그러면 의사는 꼭 투여하지 않아도 될 약제를 계속해서 처방해야 하는 일로부터 벗어날 수 있게 되며, 자신의 능력을 중병에 시달리는 환자나 생명이 위급한 환자를 위해 전심전력 발휘할 수 있게 될 것입니다.

별것 아닌 가벼운 병으로 의사를 찾는 사람들의 변명, 즉 '나는 이미 세금과 보험료를 지불했으니, 그에 걸맞는 대가를 의사에게 받는 것'이라는 주장은 더 통하지 않습니다. 한 장의 처방전을 받기 위해서는 5, 6파운드라는 돈이 듭니다만, 거의 그 돈이면 에센셜 오일 한 병을 살 수 있습니다. 또, 거의 모든 에센셜 오일에는 뛰어난 '보존성'이 있습니다. 바로 다 써버려야 하거나 시간이 지나면 버리게 되는 기존의 처방약과는 달리, 천연 식물 의약품으로 장기간의 건강을 위한 투자가 가능한 것입니다. 게다가 건강을 위하여 식물의 에센셜 오일을 사용한다면 육체는 더 이상 항생물질이나 기타 유해한 약제를 배설하여 그것을 하수도를 통해 바다에 버리는 일이 없게 될 것입니다. 아로마테라피는 우리 인간뿐만 아니라 지구라는 별에게도 참으로 유익한 '총체적인 요법(holistic therapy)'인 것입니다.

아로마테라피는 우리에게 아주 소중한 것입니다. 그리고 아로마테라피에 관한 저의 지식은, 건강과 미용의 양면에 여지껏 제가 행한 가장 유리한 투자 대상이었습니다. 제 체험을 여러분과 함께 나누고 싶습니다. 아로마테라피를 통해 대체의학의 여러 가지 귀중한 보조 수단을, 그리고 또 기분을 좋게 하고 아름답게 하기 위한 아주 실용적이며 정말 즐거운 방법을 여러분도 꼭 발견하시길 바랍니다.

제1장
생활 속의 아로마테라피

>> 클라리세이지 오일의 힘

커다란 먹구름이 햇빛을 가렸을 때의 분위기, 이것이 제가 우울증에 걸렸을 때를 표현하는 말입니다. 우리들 대부분은 때로는 우울증에 시달리기도 하는데 그 표현 방법은 각기 다릅니다. 제 친구 중 하나는, 우울증은 '짙은 안개 속을 헤매며 어느 방향으로 걸어가는지도 모른 채, 안개가 언제 걷힐지도 모르고, 또 걷힐지 안 걷힐지도 모르는 그런 상태'라고 표현합니다. 또 한 친구는 '우울증이란 자기가 지고 가야 하는 뭔가 눈에 보이지는 않지만 사람을 질식케 하는 무거운 짐으로, 이 때문에 항상 피곤하고 지친 느낌이 든다'고 말합니다.

이 친구가 최근 자신의 심각한 금전 문제로 우울증에 걸렸을 때의 이야기를 해주었습니다. 비참한 기분에 사로잡혀 대낮에 침대에 누워 있을 때, 머리 속에서 마치 바다에서의 조난용 신호탄처럼 생각난 것이 '아로마테라피'였다고 합니다. 몇몇 에센셜 오일이 우울한 기분을 밝게 해주는 효과가 있다는 것을 알고 있던 친구는 클라리세이지 오일 3방울을 아로마 포트에 넣어 문과 창을 닫고, '밑져야 본전이니까 한번 해보자' 생각하면서 침대에 누웠다고 합니다. 그리고 나서 30분 후의 일을 다음과 같이 표현하고 있습니다.

"믿을 수 없었다. 몇 분 지나지 않아 기분이 가벼워지며 행복을 느끼기 시작하였고 고민이 가벼워졌다. 금전 문제는 여전했지만 웬일인지 그 일로부터 자유로워진 느낌이었다. 마치 그 문제가 풍선을 타고 날아간 것처럼, 비록 풍선에 내게 묶여 있긴 하지만, 그래도 풍선은 내 머리 위에서 둥둥 떠 있었다. 내 에너지와 마음의 평화를 빼앗고 있던, 질식할 듯한 중압감은 벌써 사라져 있었다. 그리고 30분 정도가 지나자 나는 침대에서 일어나, 문제들과 정면대결해야겠다고 생각하게 되었다."

이 친구는 그때까지의 며칠간보다 훨씬 에너지가 충만하여 예전처럼 자신감을 가지고 일을 하기 시작했습니다. 이러한 예와 의사에게서 우울증 처방을 받고 트랭퀼라이저(진정제) 상용자가 되어버린 여성들의 갖가지 경험들과 비교해 보세요.

클라리세이지 오일이 행복감을 준다고 해서, 또 머리 속이 몽롱해지지 않을까 걱정되어, 직장에서 에센셜 오일 사용을 자제하는 사람들이 있습니다. 그러나 저는 이따금 사무실에서 클라리세이지 오일을 사용하는 것을 좋아합니다. 그것은 아마 제가 책상에서 하는 사무를 별로 좋아하지 않고, 일을 하고 있으면 움츠러드는 듯한 기분이 드는 탓이 아닐까 생각합니다.

클라리세이지 오일을 비유하자면 이렇습니다. 우리들의 감정을 엘리베이터 같은 것이라 생각한다면 우리들의 정상 상태는 1층이고,

우울증에 걸리면 우리는 지하 1층까지 내려갑니다. 행복한 느낌이 드는 때는 2층에 있는 것입니다. 클라리세이지 오일에는 우리들을 위층으로 올려주는 힘이 있다는 생각이 듭니다. 그러니까 우리들이 우울한 상태이면 이 에센셜 오일이 우리를 1층에 올려 보내줍니다. 그러나 우리들이 이미 정상이라면 2층으로 보내주는 것입니다. 많은 사람들이 이 에센셜 오일로 다양한 경험을 하는 이유를 알 수 있을 듯합니다. 일반적으로 클라리세이지 오일은 마음을 밝게 해준다 하겠습니다.

>> 제트랙(시차에서 오는 피로감)에는

세 아이들이 미국 미시간에서 3주간의 여행을 마치고 영국으로 돌아왔을 때, 셋 모두가 완전히 지쳐 있었습니다. 대서양 횡단 비행은 아이들에게 있어, 아기 때 이후로는 처음이었습니다. 따라서 셋 다 그리 여행에는 익숙치 아니하였습니다. 아이들은 11시간 정도 걸려 비행을 마친 후, 오전 10시에 집에 도착하여 시리얼을 한 접시씩 먹고 잠자리에 들었습니다. 그날 느지막이 세 명을 깨웠는지, 그대로 재웠는지 확실히 기억나지 않습니다. 아무튼 아이들은 14시간 동안 잠을 잤습니다. 그런데 아이들은 한밤중에 눈을 떠서는 아침 6시 30분까지 그대로 깨어 있었습니다. 이런 비정상적인 수면 패턴이 너무 오래 계속되면 곤란할 것 같아 아이들을 정오에 깨웠습니다. 아이들은 몹시 지쳐 있었습니다. 그래서 세 아이에게 로즈마리 오일과 제라늄 오일을 떨어뜨린 욕조에 들어가 목욕을 하게 했더니 모두 기운을 차린 것처럼 보였습니다.

그러나 2, 3시간 후 아이들이 우울하고 무기력해 보여서 저는 한 가지 실험을 해보았습니다. 아이들 중 하나를 침대로 보내 1시간 정도 낮잠을 자게 하고, 이 아이를 '컨트롤러(실험시 대조하는 표준)'로 삼았습니다. 그리고 희석한 로즈 오일을 딸 중 하나의 목과 양손과 손목에 문지르듯 발라주었습니다. 막내(제일 보채고 있었습니다)에게는 몇몇 에센셜 오일의 향기를 맡게 했습니다.

한 장의 티슈에 자스민 오일, 레몬 오일, 베르가못 오일을 각각 몇 방울씩 떨구어 아이의 코밑에서 흔들었습니다. 아이가 싫어한 것은 물론, 오싹하다고까지 말했습니다. 그러나 그 효과는 즉각 나타났습니다. 2분이 채 지나지 않아 아이는 미소지으며 '이제 기분이 좋아졌어'라고 말했습니다. 가볍게 몸을 떨고, 마치 심한 감기에 걸린 듯했습니다. 아이는 그때의 느낌을 파도처럼 움직이는 것이 근육을 통과해가는 것 같았다고 표현했습니다. 비행기 여행을 하는 많은 사람들이 경험하는 스트레스와 긴장을 이 아이의 몸이 지금 쫓아내고 있다는 생각이 들었습니다. 이 아이의 수면 패턴은 언니들보다 훨씬 빨리 정상이 되었습니다. 언니들을 재우기 위해 저는 매일 밤, 마사지를 해줘야 했습니다.

제게는 제 나름대로의 시차 회복 방법이 있어서 시차 문제로 고생하지 않습니다. 미국의 서해안에서 귀국할 때에는 영국 시간으로 오전중에 도착하는 비행기 편을 타려고 합니다. 왜냐하면 차를 타고 집으로 돌아와 오후 1시 정도에는 침대에 들 수 있기 때문입니다. 잘 때에는 시계의 알람을 오후 6시로 해둡니다. 때때로 이건 좀 힘들다고 느낄 때도 있습니다만, 오후 6시가 되면 무리해서라도 침대에서 나와 로즈마리 오일과 제라늄 오일을 떨어뜨린 욕조에 들어갑니다. 그리고 나서 외출해 식료품을 사고 식당에서 간단히 식사를 합니다. 오후 10시에 잠자리에 들기로 하고 푹 잘 수 있도록 전화기의 코드를 뽑고, 마조람 오일을 티슈에 조금 묻히든지, 자기로 된 아로마 포트에 떨구든지 합니다. 그리고 다음날 아침, 9시쯤 기상하여 다시 한번 로즈마리 오일이나 바질 오일을 떨군 욕조에 들어가 이제 일상으로 돌아왔다고 스스로에게 다짐합니다. 그리고 나서 일을 시작하여 보통의 하루를 보냅니다. 매일 아침 로즈마리 목욕을 계속하고 오후 10시에 잠자리에 들면 저는 제 몸의 리듬이 아주 빨리 재조정되는 것을 느낄 수 있습니다. 이제 시차 때문에 고민할 필요는 없겠지요.

>> 차멀미에 특효인 에센셜 오일

아이들이 어렸을 때에 차멀미를 하지 않도록 조심하는 것이 아주 큰 문제였습니다. 토한 냄새를 참을 수가 없었기 때문입니다. 큰딸은 고속도로에서 멀미가 난다고 자주 그랬습니다. 그래서 딸아이가 식사한 후에는 페퍼민트 향을 맡게 했습니다. 페퍼민트 오일의 건위 작용(위를 진정시켜줌)은 정평이 나 있기 때문입니다.

신경의 긴장은 멀미의 원인이 됩니다. 그런 경우에는 라벤더 향이 한층 효과적입니다. 이 에센셜 오일은 완화 작용과 진정 작용을 하기 때문입니다. 에센셜 오일을 사용하는 가장 좋은 방법은 페퍼민트 오일이나 라벤더 오일을 티슈에 1방울만 떨어뜨려 그 향기를 흡입하는 것입니다. 오일을 이용한 후부터는 뒷좌석을 청소해야 하는 일은 단 한번밖에 없었는데, 그것은 휴게소에서 커다란 크림 케이크를 먹게 했기 때문입니다.

아이가(어른도 마찬가지지만) 멀미를 자주 한다면 여행 전과 여행 중의 음식을 주의 깊게 선택해야 합니다. 페퍼민트 오일이나 라벤더 오일을 티슈에 떨어뜨려 향을 맡는 방법은 기분 나쁜 걸 진정시키는 에센셜 오일의 향기를 흡입하는 가장 손쉬운 방법입니다. 오일을 떨어뜨린 티슈를 비닐 봉투에 넣어 승용차의 글로브 박스(운전자의 옆

자리 앞쪽에 있는 수납 공간)에 넣어 두었다가 필요할 때 비닐 봉투를 열어 흡입하면 편합니다.

>> 여행하는 아기의 피로

어른들도 긴 여행을 하면서 쉽게 잠들지 못할 때가 있습니다. 피곤이 극에 달했을 때도 그렇게 됩니다. 그러나 적어도 어른이라면, '나는 잠이 잘 오지 않는 타입'이라고 이성적으로 해석하거나, 책을 읽거나, 풍경을 보거나, 동행자와 얘기를 나누거나 할 수 있습니다. 그러나 영아와 유아는 그렇게 할 수 없습니다. 어린아이들에게 합리적으로 생각하라고 할 수도 없지 않습니까? 이런 아이들의 욕구 불만과 노여움은 크게 울어대는 식으로 표현됩니다.

최근에 샌프란시스코까지 여행을 하면서 기내에서 잠들지 못한 겨우 한두 살이 될까 말까 한 귀여운 여자 아이가 욕구 불만을 폭발시키는 걸 보았습니다. 처음 4시간은 주위를 아장아장 걷기도 하며 아주 즐겁게 놀고 있었습니다. 그러나 지치기 시작하면서 칭얼거리더니 큰 소리로 울음을 터뜨렸습니다.

엄마는 아기에게 페나젠(아기용 진정제 상품명)을 먹였습니다. 그러나 아기는 잠들지 않았고, 일종의 하이(약물을 사용하여 도취함) 상태가 1시간 정도 계속되었습니다. 이윽고 아기는 악을 쓰며 울어대기 시작했습니다. 크게 울어대는 아기와 비행기에 탄 경험이 있다면, 이것이 어떤 상황인지 잘 아실 것입니다. 시끄럽다고 해서 밖으로 산보를 나갈 수도 없고, 그렇다고 잘 수도 없습니다.

저는 비교적 소극적인 편이지만 아기 엄마를 잠시 쉬게 해줄 양으로 아기를 안아주었습니다. 그런데 안아주기 전에 저는 제 목 양쪽에 라벤더 오일을 조금 묻혔습니다. 귀여운 아기를 품에 안고 통로를 왔다 갔다 하고 있으니 저희 아이들이 아기였을 때가 생각나면서, 정말 아기란 더없이 귀한 선물이라는 생각을 했습니다. 5분이 채 지나기도 전에 그 아기는 새근새근 잠이 들어 휴대용 베드에 눕힐 수 있었기 때문에, 아기의 부모가 정말로 깜짝 놀랐습니다. 아기는 우리들이 공항에 도착해서 승무원이 깨울 때까지 그 침대에서 깊게 잠들어 있었습니다.

>> 정신적인 피로에는

정신을 자극하는 에센셜 오일은 몇 가지가 있지만, 그 효과면에서 바질 오일보다 나은 것이 없다는 것을 저는 알았습니다. 뜨거운 물을 채운 컵이나, 특별히 디자인한 아로마 포트 등에 바질 오일을 1~2방울 떨어뜨리면, 저는 마치 해안을 산보하듯 상쾌한 기분이 됩니다. 그것도 단지 정신적으로 해방되었다는 느낌뿐 아니라, 상쾌한 기분도 드는 것입니다. 저는 사무실에서 일을 하는 분들에게 책상 안에 바질 오일 병을 하나 넣어두고 오후 중간쯤, 그러니까 오후 5시가 되는 것이 아직도 멀게 느껴질 때나, 어쩔 수 없이 잔업을 해야 되지만 자신의 뇌가 이를 원활히 처리할 수 없다는 생각이 들 때 이를 사용해 보시라고 권합니다.

과중한 잔업에 시달리는 병원의 의사들이 정신을 집중시키기 위해 고군분투하고 있다는 신문기사를 읽을 때마다 저는 이 의사들이 바질 오일을 한번 흡입한다면 마치 커피처럼, 그것도 커피와 달리 신장에 아무런 부담 없이 뇌세포를 원기회복 시킬 수 있을텐데 하는 생각이 듭니다.

직장에서, 가정에서, 운전중에, 피로가 문제가 되는 모든 상황에서 정신을 자극하고 더욱이 안심하며 사용할 수 있는 에센셜 오일로는 로즈마리 오일, 로즈우드 오일, 레몬그래스 오일과 감귤류 오일인 레몬 오일, 오렌지 오일, 그레이프푸르트 오일 등이 있습니다.

어느 날 아주 우연히 바질 오일 덕을 본 적이 있습니다. 저는 막내를 데리고 파리까지 아이의 언니들을 차로 마중 나가기로 했습니다. 우리들은 저녁 무렵 프랑스 칼레(Calais)에 도착해 그날 밤을 보내기로 했습니다. 피곤한데 무리하게 운전하여, 다른 방향으로 가면 큰일이라는 생각이 들었기 때문입니다. 조용한 광장이 내려다보이는 깨끗한 호텔에 묵기로 했습니다. 그러나 이 광장은, 우리들이 일찌감치 자려고 할 무렵부터 시끌벅적한 시장이 되어버렸습니다. 오전 2시나 되어 간신히 잠자리에 들었지만 이도 오래가지 못하고, 날이 밝기 전부터 쓰레기를 수거하는 사람들 때문에 제대로 잘 수가 없었습니다.

저는 원기회복이 필요할 때면 항상 로즈마리 목욕을 해야겠구나 마음먹습니다. 그러나 로즈마리 오일을 깜빡했으므로, 바질 목욕으로 대신했습니다. 바질 오일을 사용할 때에는 주의하여야 합니다. 뇌를 자극하는 성분은 피부에도 자극을 주기 때문입니다. 저는 더운물을 가득 받은 욕조에 바질 오일을 2방울만 넣고, 물을 충분히 휘저었습니다. 저는 아주 무겁게 처진 기분으로 욕조에 들어갔습니다. 여기에서 길을 잘 찾을 수 있을지, 파리까지 무사히 도착할지 걱정이었습니다. 하지만 30분 뒤, 마치 자동차 경주에라도 나갈 수 있을 것처럼 즐거운 기분으로, 기운차게 욕조에서 나왔습니다.

>> 아이가 잠들지 못할 때

라벤더 오일은 진정제로서 널리 인정받고 있습니다. 그리고 잠이 오지 않아 괴로운 시간을 보내고 있는 사람에게는 큰 도움이 됩니다.

저는 아이가 잠이 오지 않는다고 호소할 때, 여러 가지 방법으로 라벤더 오일을 사용해 왔습니다. 때때로 아이들에게 라벤더 목욕을 시켰습니다. 베개 끝에 라벤더 오일을 1방울 묻힌 적도 있었고, 티슈에 떨군 적도 있었습니다. 최근에 저는 '라벤더 오일 튜브'를 만들었는데, 이것이 다른 어떤 방법보다 효과를 발휘합니다.

에센셜 오일을 티슈에 떨어뜨리면 그대로 공기 중에 증발해 버리지만, 이 튜브라면 에센셜 오일의 증기는 갇힌 채, 튜브의 끝에서만 밖으로 나갑니다. 키친 타월(좀 딱딱한 타입의 종이)을 한 장 준비해서 그 모서리에 라벤더 오일을 1~2방울 떨어뜨려, 이것을 안쪽으로 하여 소시지 모양으로 둥글게 맙니다. 이렇게 하면 아이들은 피부에 직접 에센셜 오일이 닿지 않게 튜브를 손에 쥘 수 있습니다. 아이들이 잠이 들면 튜브는 자동적으로 아이들 손에서 떨어집니다. 딸들은 이게 아주 멋진 일이라 생각합니다.

>> 환경을 위한 방향

사무실 등의 직장에서는 타인의 냄새, 예를 들면 애프터쉐이브, 커피, 독한 향수, 담배 연기나 복사기 토너의 냄새 등이 자욱해서 숨이 답답할 때가 있습니다. 이 때문에 날이 갈수록 일의 능률이 떨어지기도 합니다. 에어컨 설비가 있는 건물에서는 창이 꽉 닫혀 있어, 신선한 공기가 꼭 필요해도 창을 열 수 없는 경우가 많습니다.

그러나 주위에 어떤 에센셜 오일을 2~3방울 뿌리면, 주위 공기를 대폭 정화할 수가 있습니다. 에센셜 오일류는 열에 접하면 보통 때보다 훨씬 빨리 그 향을 발산합니다. 가까이에 열원이 없을 경우 구하기 쉬운 것은 뜨거운 물을 넣은 머그잔입니다. 컵에 에센셜 오일을 몇 방울 넣는 것입니다. 로즈우드 오일이나 레몬 오일, 베르가못 오일 같은 가벼운 감귤류 오일이라든지, 또는 로즈마리 오일과 같은 신선한 방향의 에센셜 오일은 주위의 공기를 향기롭게 할 뿐만 아니라, 정신에 신선함과 명석함을 가져다줍니다. 거의 모든 에센셜 오일에는 살균 소독 특성이 있으므로 에센셜 오일을 사용하면 우리를 둘러싼 공기 안의 세균으로부터 어느 정도 우리를 지켜줍니다.

에어컨 설비가 있는 건물 안에서 일하는 사람들은 계속 같은 병에 걸리거나, 무기력해지거나 한다는 실험 보고가 있습니다. 그만큼 주위 공기가 매우 건강에 해로운 상태라는 것을 나타내고 있습니다. 빌딩으로 둘러싸인 밀폐된 공간의 오염된 공기 또는 열악한 근무 환경으로 인해 짜증스럽고 피곤해지는 현상을 '빌딩 증후군'이라고 하며, 잘 알려져 있습니다.

일본의 어느 회사는 방향의 증기를 사무실과 은행과의 공조 설비와 편성하고 있습니다만, 레몬 오일이 일의 효율을 높여 실수를 감소시킨다는 것을 알게 되었습니다. 모든 건물에 이런 설비가 갖추어질 때까지, 우리는 핸드백이나 서류 가방 안에 자기 전용의 '환경방향제'를 넣어두고, 필요할 때마다 이를 꺼내 사용하면 되겠습니다.

>> 신경성 설사에는

뭔가 중요한 일을 앞두고, 갑자기 뱃속이 거북해져 몇 번이나 화장실로 달려가지 않으면 안 되는 그런 경험 없으신지요. 결코 상한 음식을 먹은 것이 아닌데도 말입니다. 그러니까 이는 '신경탓'인 게 틀림없습니다. 하지만 어떻게 하면 이런 일을 막을 수 있을까요?

제라늄 오일은 진정 작용과 기분을 밝게 고양시키는 작용을 함께 발휘합니다. 이탈리아에서는 의사들이 이 에센셜 오일을 불안 장애를 치료하는 데 쓰고 있습니다. 제라늄 오일 1∼2방울을 황설탕에 떨어뜨리든지, 꿀물에 섞든지(204쪽 참조) 해서 중요한 일이 시작되기 1~2시간 전에 마시면 취직 면접에 가는 길이건, 소중한 사람을 위해 특별한 저녁을 준비중이건, 또는 오스카상의 '최우수조연상'을 받게 되건, 금세 상태가 좋아집니다.

네로리(오렌지꽃) 오일도 신경의 긴장과 불안 증상을 고치는 데 쓰이지만 이를 향수로 몸에 뿌리면 중추신경계를 완화, 진정시킵니다. 호호바 오일에 네로리 오일을 넣어 희석하면 오래 사용할 수 있습니다. 이것을 핸드백에 넣어두면, 뭔가를 하기 전 초조해졌을 때 좋은 해결책이 됩니다.

>> 근육통에는

남자건 여자건, 운동의 열기는 점점 높아지고 있습니다. 당신이 정기적으로 운동을 열심히 해온 분이거나 정말로 초보자여도, 때로는 운동이 지나쳤던 때가 있을 것입니다. 다리 근육이 너무나 당겨서 계단을 오르기가 마치 인내력을 시험하는 것 같을 때가 있습니다. 이럴 때 권하고 싶은 것이 통증을 덜어주고 회복을 빠르게 해주는, 환부의 마사지입니다. 운동 선수와 프로 선수들은 트레이닝을 할 때마다 마사지를 받고 있습니다만, 보통 사람이 물리요법사를 항상 쓸 수는 없는 것입니다.

그러나 약간의 경험과 자신감만 있으면 우리 몸의 소소한 통증을 스스로 관리할 수 있고, 괴로워하는 친구를 편하게 해줄 수도 있습니다. 다리의 마사지는 항상 원을 그리듯이 해갑니다. 그리고 반드시 심장을 향하여 위쪽으로 마사지해 주세요. 근육의 통증은 그곳에 젖산이 만들어졌기 때문에 일어납니다. 아픈 근육 또는 근육군을 마사지해서, 조금씩 천천히 힘을 넣어 가면 통증은 완화되고 젖산을 분해시키는 일을 촉진합니다.

　이런 통증과 경직을 완화시키고, 손발의 부드러움을 회복시키기에는 마사지가 가장 좋지만, 치료를 한층 더 효과적으로 하기 위하여 저는 항상 베이스가 되는 식물유 안에 여러 에센셜 오일을 첨가하여 마사지 오일로 이용할 것을 여러분께 권합니다.

●●● 근육통을 치료하는 마사지
- 주니퍼 6방울+라벤더 3방울+로즈마리 4방울+베이스 오일 50㎖
- 주니퍼 2방울+라벤더 1방울+로즈마리 1방울+베이스 오일 20㎖

>> 에센셜 오일 사용량 정하기

　작은 병 하나 정도의 마사지 오일을 블렌딩할 것인지, 한번의 마사지에 충분한 분량을 만들지는 어떤 증상에 사용하는지에 따라 다릅니다. 예를 들어 생리통에 필요한 마사지 오일은 한 달에 한번 쓰게 되므로 1회 사용하기에 적당한 양을 만드는 것이 바람직하다고 생각합니다. 반대로 여드름이 잔뜩 난 피부를 개선하고자 하는 경우에는 상당히 장기간에 걸쳐, 매일 피부 마사지를 행할 필요가 있습니다. 이런 경우에는 $30ml$에서 $100ml$ 정도의 오일을 만드는 것이 좋겠습니다. 이런 때 편리한 환산표를 소개해 드리겠습니다.

　위의 근육통을 치유하는 마사지 오일에서는 한 병 분의 양과 한번에 사용하는 분량을 각각 블렌딩할 경우의 레시피입니다.

편리한 환산표

$1ml$ = 20방울

$5ml$ = 1작은술

$10ml$ = 2작은술

에센셜 오일 1~2방울은 1~2작은술의 베이스 오일에 섞으면 적당한 양이 됩니다. 에센셜 오일 2~4방울은 2~3작은술의 베이스 오일에 섞으면 적당한 양이 됩니다.

>> 발이 아픈 때에는

여성의 발은 상당한 무게를 지탱하며 이를 운반해야 하고, 더욱이 좁고 불편한 구두 안에 들어가 있는 경우가 많습니다. 그러나 만원 전철 안에 서 있거나, 달려오는 버스를 급히 피하거나 할 때는 남의 이목에 신경 쓸 경황이 없습니다. 우리 몸의 모든 부분은 발에 대응하는 반사점을 가지고 있어, 발에 생기는 일은 모두 우리들 몸에 좋지 않은 영향을 줍니다. 발을 몇 시간이고 고생시키고 계속 학대하면 초조함과 불쾌감, 편두통까지 생겨납니다.

이 사실을 잘 알고 있는 저도 발에 좋지 않은 일을 하고 있습니다. 그러나 귀가 후 재빠르게 발의 피로를 풀어줍니다. 바로 족욕을 하는 것입니다. 대야에 따뜻한 물을 넣고 10분 정도 두 발을 담그거나, 욕조 가장자리에 걸터앉아 더운물을 5㎝에서 8㎝ 정도 받아 발을 담그든지 합니다. 어느 쪽이건 발을 넣기 전에 에센셜 오일을 1~2방울 떨어뜨려 둡니다.

이렇게 족욕을 하면 깜짝 놀랄 정도로 효과가 있습니다. 이때 발에 있는 수많은 반사점을 부드럽게 마사지하면 회복력을 상당히 높일 수 있습니다. 더운 여름에는 찬물에 페퍼민트 오일을 넣어 족욕을 하면 놀라운 효과가 있습니다. 또 반대로 추운 겨울날에는 온수에 머틀 오일이나 제라늄 오일을 넣어 족욕을 하면 몸과 마음을 따뜻하게 하고 위로해 주는 향이 차오릅니다.

발냄새 때문에 난처하거나 불쾌했던 경험은 누구나 가지고 있을 겁니다. 발냄새가 고민인 사람은 여성보다 남성에 많습니다. 사이프러스 오일을 사용하여 정기적으로 족욕을 하면 발냄새 때문에 겪는 괴로움을 딱 그치게 할 수 있습니다. 사이프러스 오일은 천연의 방취제(deodorizer)입니다.

>> 하루의 긴장을 건강하게 풀기 위해서는

우리들은 많은 이유로 긴장을 합니다. 운전하는 일, 아이들을 돌보는 일, 상점과 은행에서 많은 사람들과 상대하는 일, 무슨 일이든 스트레스를 받는 일에 종사하는 것 등 이런 일들은 모두 우리들의 생활양식과 연결되어 있습니다. 서구인들은 긴장을 풀기 위해 담배, 알코올, 그리고 신경안정제를 선택합니다.

이러한 방법을 대체할 건강하고 안전한 수단은, 매일 아로마 목욕을 하는 일입니다. 간단하고 경제적이라는 이유에서 샤워를 선호하는 분이라도 목욕을 하나의 요법으로 생각하여 일주일에 한두 번 아로마 목욕을 해주세요. 따뜻한 바다에서 수영하는 것이 심신 치료에 도움되는 것처럼, 따뜻한 욕조에 누워 아무 것도 하지 않고 오직 수증기만을 흡입하는 것도 몸과 마음을 치유하는 데 좋습니다. 좋아하는 에센셜 오일(특히 좋은 것은 네로리 오일, 레몬그래스 오일, 제라늄 오일, 라벤더 오일 등입니다)을 욕조에 2~3방울 떨어뜨리면 하루의 긴장을 완화시키고 부드럽게 풀어줍니다.

그날 있었던 여러 가지 일들은 육체를 긴장시키게 됩니다. 이 때문에 우리들은 어깨가 결린다거나, 두통이 생긴다거나, 짜증이 난다거나, 불면증이 되거나 하는 것입니다. 진통제나 트랭퀼라이저로 쉽게 해결할 수 있을지도 모르겠지만, 그런 약제는 즉각적으로 우리 몸에 영향을 준다는 것과 그런 약제를 장기에 걸쳐 복용하면 여러 장애가

올 수 있다는 것을 생각하면, 비록 그보다 시간과 노력이 좀 더 필요하더라도 아로마 목욕같이 대체할 수 있는 방법을 선택하는 것이 훨씬 좋겠습니다.

몇 주, 몇 달, 혹은 몇 년이고 스트레스를 방치한다면 결국에는 건강을 잃어버립니다. 그리고 이것이 암이나 근통성 뇌척추염이나 다발성 경화증, 그 밖의 현대병과 같은 중대한 병으로 나타날 수도 있습니다. 따라서 스트레스와 긴장을 매일 발산시키는 것은 이를 닦는 것처럼 습관화시킬 수 있고, 또 그럴 필요가 있다고 생각합니다.

>> 불면증에는

걱정거리와 책임 등이 무겁게 덮치는, 바쁜 생활을 하는 사람들은 모두 잠이 오지 않는 밤을 보낼 때가 있습니다.

벌써 오래전 이야기입니다만, 학교에서 시험 준비를 하면서 실패하지 않을까 하는 걱정으로 수면 패턴이 상당히 흐트러진 적이 있었습니다. 그러나 스트레스 원인이 해소된 다음에는, 저의 경우 시험 결과를 안 후입니다만, 다시 잠들 수가 있었습니다.

지금 저는 밤에 잠들지 못하는 일은 거의 없습니다만, 나를 미워하는 누군가가 내가 하려는 일을 강력히 반대할 때, 아무래도 진정이 되지 않는 경우가 있습니다. 이럴 때에는 펜을 들어 숨김없이 제 생각을 적습니다. 저를 미워하는 사람 앞으로 편지를 쓰기도 합니다. 그리고 그 편지에 아주 솔직히 제가 생각하는 바를 말해, 편지를 받는 사람이 이를 읽었을 때 어떤 영향을 받을까를 상상합니다.

이렇게 해서 마음의 짐이 되는 일을 모조리 내보내 충분히 만족했다고 느끼면, 전기식 방향 확산기(아로마 라이트)에 마조람 오일을 조금 넣어, 달콤한 허브 향을 맡으면서 잠에 빠지는 것입니다. 이렇게 마조람 오일을 사용한 밤은 언제나 보통 때보다 깊이 잠듭니다. 물론 아침이 되면 그 편지는 찢어버립니다. 그것을 부칠 필요가 없습니다. 스스로 힘들게 한 일을 썼다는 사실만으로 충분합니다. 이렇게 해서 저는 제게서 휴식을 빼앗고 있던 불쾌한 감정을 쫓아버립니다.

만성적인 불면증에 시달리는 사람들이 많습니다. 이런 사람들은 자기 몸의 자연스런 리듬이 심하게 흐트러져 있어, 잠들기 위한 유일한 방법이 매일 밤 수면제를 복용하는 것이라 생각하고 있습니다. 그러나 그 수면제 대신에 에센셜 오일을 사용하면 일어났을 때 '과음을 한 다음날' 같은 느낌 없이 잠들 수 있는 것입니다.

라벤더 오일은 아주 강력한 진정제로 이것을 밤에 목욕할 때 사용하면 심신의 긴장을 풀어주고, 포근히 잠들게 해줍니다. 기분 좋은 따뜻한 목욕물에 라벤더 오일을 4~5방울 떨어뜨려 주세요. 이때 몸을 씻거나 문지르지는 마세요. 이것은 몸을 깨끗이 한다기보다 휴식과 긴장을 풀기 위한 목욕입니다. 기분이 편안해질 만큼 천천히 욕조에 몸을 담그고 있어 봅니다. 필요하면 더운물을 더 채웁니다. 친지 중에 정년이 가까운 친척이 몇 분 있는데, 이 분들은 잠드는 것을 돕는다며, 자신들이 하고 있는 라벤더 목욕을 사람들에게 열심히 권하고 있습니다. 밤에 푹 자기 때문에 이 분들은 낮에 활동력이 넘쳐 있습니다.

불면증은 우리가 알고 있는 상식을 활용하면 효과를 얻을 수 있습니다. 예를 들면 하루 중에 가장 푸짐한 식사를 밤이 아니라 낮에 하도록 하는 것도 아주 유효합니다. 또, 커피나 초콜릿 같은 자극적인 기호 식품류는 피하는 것입니다. 이런 식품류는 신경을 전환시키는 힘이 부족한 상태를 한층 악화시켜 버립니다. 불면증이긴 하지만 라벤더 오일나 마조람 오일의 향을 그다지 좋아하지 않는다면 전혀 다른 타입의 향을 가진 네로리 오일이 좋을 것입니다. 네로리 오일의 향기는 매우 가볍고 플로럴하지만, 진정시키는 힘은 강력해서 이것만으로도 사용할 수 있고, 라벤더 오일이나 마조람 오일 중 하나와 섞어 사용할 수도 있습니다. 이들 에센셜 오일은 모두 전신욕에 사용하는 외에 베갯잇에 뿌리든지, 아로마 포트를 이용해서 사용할 수 있습니다.

>> 밤중에 잠이 깨어버린 경우에는

낮에 생긴 일이나, 무엇인가 특별한 걱정거리 등이 마음속에 강하게 맺혀 있으면, 아주 작은 일(정원에서 고양이들이 싸운다거나, 자동차 문이 큰 소리로 닫혔다거나 하는 등)로 눈이 떠져 다시 잠이 오지 않기도 합니다. 시계를 보면 새벽 3시입니다. 일어나기엔 너무 이른 시간입니다.

그러나 마음속은 벌써 대낮인양 소란스러워져 있습니다. 제게도 이런 일이 때때로 발생합니다. 특히 모든 것이 낯선(또는 불편한) 호텔에 머물 때 이런 일이 생깁니다. 그런 경우에 저는 마음속에 떠오른 생각을 적고, 라벤더 오일나 마조람 오일을 티슈에 조금 묻혀 잠이 올 때까지 그 향기를 들이마시고 있습니다.

>> 밤, 활력을 소생시키기에는

바쁜 하루가 끝나고 자신의 에너지가 완전히 소모되어서, 사교를 위해 밤에 외출하여 즐길 기력조차 남아 있지 않은 때도 종종 있습니다. 마치 배터리가 나가버린 자동차처럼 느껴지는 때도 가끔 있습니다. 전압을 높일 기구도 없습니다. 이 차를 출발시킬 방법은 없는 것입니다.

그러나 경우에 따라서는 30분 정도의 방향욕이 큰 도움이 됩니다. 이는 당신에게 필요한 부스터가 될 수 있습니다. 다음에 드는 에센셜 오일 중, 어느 것이라도 상관없으니 이를 1~2방울 사용하면 저녁 무렵 외출하는 당신의 활력을 소생시키는 데 효과가 있습니다. 그것은 로즈마리 오일과 제라늄 오일, 로즈마리 오일과 로즈우드 오일, 로즈우드 오일과 베르가못 오일입니다만, 자기에게 잘 듣는다고 생각하는 그 밖의 어떤 에센셜 오일도 괜찮습니다. 피로해서 기분이 우울해지면 욕조에 클라리세이지 오일을 1~2방울 넣어 주세요. 또는 1~2방울의 클라리세이지 오일을 소량의 황설탕이나 꿀물에 넣어 복용해도 좋습니다.

>> 숙취에는

대부분의 성인들은 가끔씩 숙취를 경험합니다. 숙취는 머리가 무겁고, 못 견디게 괴로우며, 구역질이 나고, 또 소리나 빛에 노출되는 것이 괴롭고, 뭔가 죽은 듯한 느낌이 드는, 이런 증상들이 하나로 뭉친 듯한 독특한 것입니다. 하지만 놀랄 일은 아닙니다. 알코올은 지나치게 마시면 몸 안의 화학반응을 흩트려, 생명 유지에 중요한 유체를 빼앗아버리는 독물이기 때문입니다. 어떤 과학자에 의하면, 위스키를 한 잔 마실 때마다 100만 개의 뇌세포가 죽는다고 합니다. 또 만약 알코올 음료가 오늘날 발명되었다고 한다면, 정부의 신제품 안전성 검사를 절대 통과하지 못할 것이라 합니다.

숙취를 경험하고 싶은 사람은 없습니다. 그러나 우리들은 모두 때때로 도가 넘치게 마셔서 숙취로 고생을 합니다. 우선 큰 컵으로 한 잔의 물을 드세요. 가능하면 증류된 물이나 병에 든 미네랄 워터가 좋습니다. 알코올은 탈수 증상을 일으키고, 이것이 두통을 부르기 때문입니다. 그 후에 로즈마리 오일이나 주니퍼 오일로 천천히 전신욕을 합니다. 구역질을 멈추기에는 따뜻한 꿀물에 페퍼민트 오일 1방울을 넣은 것이 최상입니다. 페퍼민트 오일은 소량의 황설탕에 떨어뜨려 내복할 수도 있습니다. 하지만 저는 온탕에서 에센셜 오일이 한결 빨리 혈류로 흘러간다는 것을 알았습니다. 목욕을 할 수 없다면 목덜미 부분에 라벤더 오일을 소량 문질러 바르고 자리에 누워 라벤더 오일나 제라늄 오일을 사용한 습포를 이마에 댑니다.

호호바 오일을 마시면, 호호바 오일은 실제로는 소화되지 않고, 위의 내벽을 코팅합니다. 따라서 술을 마시러 가기 전에 호호바 오일을 작은술로 하나 마셔두면, 알코올이 체내에 흡수되는 속도를 늦출 수 있습니다. 그러나 이는 음식의 소화에도 방해가 되므로 어디까지나 일시적인 수단입니다.

그것보다도 저는 와인이나 그 밖의 알코올 음료를 한 잔 마시면, 그 다음에 한 잔의 물을 마셔 알코올 농도를 낮추는 쪽을 좋아합니다. 때때로 저도 알코올을 지나치게 마시는 경우가 있습니다. 마실 수 있는 알코올량의 한계가 지독히 낮은 탓입니다. 그런 때에는 다음 날 아침, 등의 중앙에 둔중한 통증을 느낍니다. 이런 때, 그 아픈 부위에 샌달우드 오일을 바르면 통증이 완화됩니다. 그래서 저는 불쾌한 기분 없이 그날의 일정을 예정대로 소화해낼 수 있습니다.

●●● **숙취 해소를 위한 전신욕**
· 주니퍼 2방울+로즈마리 1방울

>> **방향차를 즐깁시다**
플레버차는 일반적인 홍차의 멋진 대체물이 됩니다. 저는 한동안

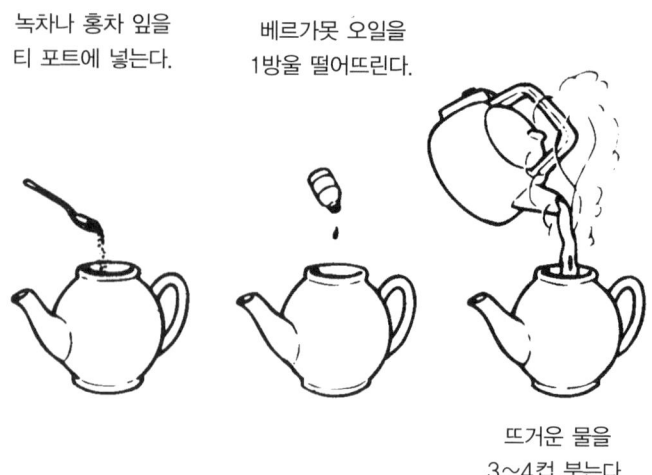

녹차나 홍차 잎을
티 포트에 넣는다.

베르가못 오일을
1방울 떨어뜨린다.

뜨거운 물을
3~4컵 붓는다.

베르가못 차 만들기

계속해서 얼그레이 홍차를 즐겨 마셨습니다만, 여기에 싫증이 나버렸습니다. 얼그레이 홍차라고 하는 것은 베르가못 오일로 향기를 준 홍차인데, 당신이 가지고 있는 여러 가지 에센셜 오일로 방향차를 만들 수도 있습니다. 베르가못 오일에 이어, 홍차에 가장 어울리는 에센셜 오일은 페퍼민트 오일일 것입니다. 일본의 녹차도 인도의 홍차도 사용할 수 있습니다만, 에센셜 오일에 따라 녹차와 맞는 것도 있고, 홍차와 더 잘 매치하는 것도 있습니다. 홍차에는 페퍼민트 오일과 베르가못 오일을 쓰는 것이 좋습니다. 포트에 차를 넣고 에센셜 오일을 1방울 떨어뜨려, 3~4컵 분의 뜨거운 물을 붓습니다. 그리고 따뜻할 때에 마셔야 합니다.

레몬 오일과 오렌지 오일도 녹차와 홍차, 어느 쪽에도 넣을 수 있습니다. 이 경우에는 티 포트에 찻잎을 넣고 에센셜 오일을 1방울 떨구어 1~2컵 분량의 뜨거운 물을 붓습니다. 자스민 오일을 사용하게 되면, 이는 정말 말할 나위 없이 훌륭한 차가 됩니다. 효과와 관련하여 섹스와 육체 감각을 다룬 제3장에서 소개하려 합니다.

●●● 플레버차의 여러 가지

· 페퍼민트 차 - 찻잎 1작은술에 페퍼민트 오일 1방울을 넣어 3~4컵 정도의 물을 붓습니다.

· 베르가못 차(얼그레이차) - 홍차 잎 1작은술에 대해 베르가못 오일 1방울을 넣어 3~4컵 정도의 뜨거운 물을 붓습니다.

· 레몬 차 - 홍차나 녹차 잎 1작은술에 대해 레몬 오일을 1방울 넣어 1~2컵 정도 뜨거운 물을 붓습니다.

· 오렌지 차 - 홍차나 녹차 잎 1작은술에 대해 오렌지 오일을 1방울 넣어 1~2컵 정도 뜨거운 물을 붓습니다.

제2장
여성의 질병과 아로마테라피

>> **성 행위로 감염되는 병**

제 친구 중 하나가 아주 심하게 마음의 평정을 잃고 있었습니다. 들어보니, 휴일에 가진 성 관계로 인해 고통을 받고 있다는 것입니다. 친구의 증상은 임질과 비슷했지만, 뭔가 그 이외의 성 행위로 감염되는 어떤 병이 옮았을 가능성도 있었습니다. 질 분비물이 매우 많고 악취가 났습니다. 배뇨할 때 아픔이 심하고 타는 듯한 느낌이 든다고 합니다. 식욕이 없고 체온은 정상보다 높아 있습니다. 복부 아래쪽도 아프다고 하였습니다.

친구는 혹독한 병에 걸렸다고 수치스러워 어쩔 줄 모른 채 당분간 병상에 누워 있어야 하니, 제게 병원에 갈 수 있을 때까지 도와 달라고 했습니다. 친구가 정말 어디가 아픈지 몰랐지만, 샌달우드 오일이 인도에서 임질의 치료에 사용되는 것(이 경우, 이 에센셜 오일을 내복해도 무해합니다)을 알고 있던 저는, 친구가 병원에 갈 수 있을 때까지 매일 순수한 샌달우드 오일을 6방울씩 복용하도록 권했습니다.

시간이 흘러 친구와 얘기할 때, 친구는 샌달우드 오일 덕에 지금은 증상의 대부분이 사라지고 분비물이 나와 따끔따끔 하는 정도라고 했습니다.

친구가 병원에서 검사를 받았더니 트리코모나스 감염증으로 판명되어 항생 물질을 투여받았습니다. 처방 받은 항생 물질로 트리코모나스에 의한 증상은 없어졌지만, 치료 기간이 끝나갈 2, 3일 무렵에 칸디다 질염이 발생한 것을 알았습니다. 친구는 통증은 없지만 비지 같은 분비물이 나온다고 말했습니다. 친구는 병원에서 항생 물질에 의한 치료가 계속되는 것을 원하지 않았으므로, 다시 한번 제 충고를 얻고자 방문했습니다.

친구는 총명한 여성으로, 자신의 몸의 이상을 고치는 방법을 항상 스스로 결정합니다. 제가 친구에게 두 종류의 에센셜 오일이 좋을 것이라 하자, 친구는 기꺼이 '인간 모르모트'가 되겠다며 사용에 동의했습니다. 니아울리 오일은 요도의 감염증에 탁월한 효과가 있다고 정평이 나 있습니다. 저도 사용한 지 얼마 되지 않았지만, 우선 이것을 선택했습니다. 그 이유는 칸디다증을 고치는데 이 오일이 강한 힘을 가지고 있다고 생각했기 때문입니다. 그리고 니아울리 오일에 유기 재배한 레몬에서 얻은 에센셜 오일(이 에센셜 오일은 일주일 만에 사마귀를 치료하는 힘을 보였습니다)을 섞었습니다.

이 두 종류의 에센셜 오일을 고른 것은 칸디다 질염과 싸우는 데 필요한 여러 가지 특성이 이 에센셜 오일들에 있다고 쟝 바르네 박사가 밝혔기 때문입니다. 쟝 바르네 박사는 요도감염증에 니아울리 오일을 내복할 것을 권하며, 또 레몬 오일에 대해서는 '신체 조직을 방어하는 백혈구를 활성화시킨다'고 말하고 있습니다. 또 저는 직관적으로 살균 소독력이나 항진균 작용을 하는 모든 에센셜 오일 중에 니아울리 오일과 레몬 오일이 합쳐지면 가장 놀라운 작용을 하리라 생각했습니다.

전 친구에게 아침저녁으로 두 에센셜 오일을 각각 3방울씩 복용하도록 권했습니다. 증상을 치료하는 데 효과가 있을지 없을지 확실하지는 않았으나, 어쨌든 해롭지는 않다고 알고 있었기 때문입니다. 에센셜 오일을 복용하기 전에는 친구의 소변 색이 짙은 황색을 띤 오렌지색이었고, 불쾌한 냄새가 강했습니다.

에센셜 오일을 복용한 지 며칠 후, 소변 색이 옅어졌습니다. 그리고 동시에 불쾌한 냄새도 차츰 없어져 갔습니다. 친구는 2주일 동안, 에센셜 오일을 꾸준히 복용했습니다. 2주일이 지날 무렵에는 칸디다 질염은 깨끗이 사라져, 소변은 담황색으로 돌아왔고 이상한 냄새도 전혀 나지 않게 되었습니다. 친구와 저는, 이 실험이 이렇게 멋지게 성공한 것과, 그것도 단기간에 이루어진 것에 대해 크게 기뻐하였습니다.

이 치료를 하고 나서 거의 일년이 지났습니다만, 병의 재발은 없었습니다. 친구는 자신의 생식기계가 건강하다는 보증서를 가진 것처럼 생각하고 있습니다.

저는 칸디다 질염으로 고민하는 많은 여성들과 이야기를 나누었습니다. 이는 육체적으로 불쾌할 뿐만 아니라, 감정면에서도 심하게 마음의 상처를 주는 것 같습니다. 이에 걸린 여성들은 자기가 '더러워져 있다'고 느낄지도 모르고, 성 생활이 즐겁지 못하든지, 때에 따라서는 성 생활이 전혀 없든지 하게 됩니다. 이런 상황이 당분간 길게 계속되면, 커플 사이에도 긴장이 발생한다고 생각합니다. '칸디다 알비칸스(아구창 칸디다)에 의한 증상입니다'라는 진단이 주는 충격은 그야말로 서론에 불과합니다. 이것이 여성을 우울증에 빠뜨릴 가능성도 크기 때문입니다.

연구자들이 최근, 우울증은 면역기구의 기능을 저하시키는 요인의 하나라고 지적하는 것은 매우 흥미 있는 일입니다. 그리고 또 면역기구가 약해지는 것이 칸디다 알비칸스의 발생 요인이 된다는 사실도 입증되었습니다. 따라서 여성들은 이 악순환에 빠지는 일이 자주 있을 수 있습니다. 제 생각으로는, 에센셜 오일이 이 악순환을 끊을 수 있다는 것입니다. 에센셜 오일은 우선 육체적인 차원에서 진균류에 의한 감염증과 싸우고, 나아가 정서적인 차원에서 우울한 기분을 밝고 높게 해줍니다.

주의할 점

샌달우드 오일은 연구실의 '챌린지 테스트'에서, 광범위에 걸친 많은 항생 물질과 동등하게, 강력한 항균 작용을 가진 것이 밝혀졌습니다. 프랑스의 의사들은 '아로마토그램(aromatogram)'이라고 부르는 시험 방식을 완성시켰습니다. 아로마토그램이란 이런 것입니다. 환자의 배출물 안에 미생물을 배양하여 이를 몇 개의 용기에 넣어둡니다. 1방울의 에센셜 오일(가장 적절하다고 생각되는 에센셜 오일)을 배양 미생물을 넣은 각각의 용기에 넣어, 24시간 그대로 둡니다. 그 에센셜 오일의 유효성은 그 '억제 구역'의 크기로 측정합니다. 이 '억제 구역'이라는 것은 24시간 동안 에센셜 오일의 힘으로 죽은 세균의 범위입니다. 세균을 죽인 부분이 가장 넓은 에센셜 오일이 환자를 치유하기 위해 쓰여집니다. 저는 이 방식이 매우 매력적이라고 생각합니다. 그것, 이 방법이면 세균이건, 진균이건 분석하고 명명하는 일을 필요로 하지 않고, 빠르고 효과적으로 병원체를 죽이는 에센셜 오일 또는 에센셜 오일류를 간단하게 발견할 수 있기 때문입니다(칸디다 알비찬스에 대해서 더 자세한 것은 6장 「아로마테라피와 면역기구」를 보십시오.

>> 생리통에는 이렇게

여성은 생애의 대부분에 걸쳐 매월 생리를 합니다. 생리가 병은 아니지만 수반되는 아픔과 불쾌감은 견디기 쉽지 않습니다. 이때 아로마테라피로 고통을 덜어줄 수 있습니다.

아픔을 느끼는 것은 생리가 시작된 첫날만이라고 하는 사람도 있고, 불쾌감이 너무 심해 이틀 정도 누워 있어야 하는 사람도 있을 것입니다. 저는 오랫동안 어떤 이가 권한 호메오파시 약제를 섭취해 오며, 어느 정도 고통을 잊은 경험이 있습니다만, 그래도 매달 걱정되는 것은 변함이 없었습니다. 그 후 아로마테라피를 알게 되어 '이걸로 생리통을 해결할 수 있다'라고 말할 수 있게 되었습니다.

클라리세이지 오일은 생리에 따르는 고통과 불쾌감을 대폭 줄여주는 에센셜 오일입니다. 사용법에는 내복과 도포, 두 방법이 있습니다. 제가 좋아하는 방법은 작은술 하나의 벌꿀을 소량의 온수에 녹여, 클라리세이지 오일을 1방울 떨어뜨려 마시는 것입니다. 이 향기 높은 액체를 아픔이 가장 심해지는 생리 초기에 마십니다. 그리고 2, 3시간 후에 다시 한번 마시는 일도 있습니다만, 보통은 단 한번 이를 마시는 것으로 충분합니다. 이 에센셜 오일을 도포로만 쓰고 싶은 분은, 1작은술의 베이스 오일에 클라리세이지 오일을 1방울 섞어 이를 음모선 바로 위의 하복부에 마사지하여 침투시키면, 생리통을 치료할 수 있습니다. 고통이 하복부뿐 아니라 등쪽 아래에도 느껴진다면 그쪽도 함께 마사지합니다.

제3의 방법도 덧붙여 설명한다면, 그릇에 온수(약 1 l)를 준비해,

여기에 2방울의 클라리세이지 오일을 떨어뜨려 온습포를 합니다. 이 온수 안에 작은 타월을 적셔 짠 후, 이를 하복부에 꼭 댑니다. 이 경우에는 배에 직접 습포를 대고 아픔이 완화될 때까지 15분 정도 위를 보며 누워 있어야 하는 것은 말할 것도 없습니다.

클라리세이지 오일에는 호르몬을 조절하는 작용이 있습니다. 이 때문에 잠시 동안 생리통을 전혀 느끼지 않게 되는 것입니다. 제 경우가 정말로 그랬습니다. 그것만으로 진통제 따위는 필요가 없어졌습니다. 또, 클라리세이지 오일은 보통 생리와 함께 찾아오는 답답한 '우울증' 같은 기분을 밝게 고양시키는 일도 합니다.

10대 시절에 저는 생리 때마다 배가 심한 경련을 일으키고 등이 아파 고생을 했습니다. 도움이 되는 것은 코데인(진통제) 정제와 더운 물주머니밖에 없었습니다. 그때 제가 클라리세이지 오일을 알기만 했다면 생리가 훨씬 더 편했을 걸 하고 때때로 생각합니다.

●●● 생리통에 효과가 있는 마사지
· 클라리세이지 10~12방울+베이스 오일 50㎖
· 클라리세이지 2방울+베이스 오일 1작은술
이를 하복부, 등 아래와 서혜부(허벅지 끝)에 마사지해서 침투시킵니다.

>> 생리전 긴장 증후군에는
여성의 대부분은 생리가 시작되기 2, 3일 전부터 긴장하고 초조해집니다. 생리전의 긴장에 괴로워하던 여성이 살인까지 일으키는 사건이 있었습니다. 이 '생리전 긴장 증후군'이라는 개념이 지금은 의학적으로도 인정되고 있어, 그런 죄를 범한 여성들의 일부는 '책임 능력이 한정되어 있다'고 해서 비교적 가벼운 형을 받았습니다. 저도

얼토당토않은 바보 같은 행동을 한 경험이 있었고, 그때는 아주 쉽게 상처받을 수 있으며 정말 작은 일로도 울기까지 하는 것입니다.

이 시기에는 클라리세이지 오일, 일랑일랑 오일, 라벤더 오일이 유효합니다. 에센셜 오일은 목욕물에 넣어도 좋고, 무엇인가 열을 발생하게 하는 것에 2~3방울 떨구어 공기 중에 이를 증발, 분산시켜도 좋을 것입니다.

레몬그래스 오일은 강력한 향기가 코를 상당히 자극하지만, 저는 제 자신이 감정적으로 불안정한 이런 날에는 레몬그래스 목욕을 하면, 감정을 강하게 할 수 있는 것을 알았습니다. 목욕을 할 수 없으면 레몬그래스 오일을 티슈에 2방울 정도 떨어뜨려 몸에 가까운, 향을 맡을 수 있는 곳에 둡니다.

로즈 오일은 마음을 진정시키고 감정을 어루만지는 힘이 있으므로 이를 수일간 향수로서 몸에 뿌릴 수 있습니다. 경우에 따라서는 이 에센셜 오일을 태양신경총 부근(명치께)에 마사지해 침투시켜도 좋겠습니다. 로즈 오일은 마음을 밝게 하는 데 놀라운 효과가 있습니다. 기분을 고양시킬 뿐만 아니라 치유 효과도 놀라운 로즈 오일은 정말로 '여성을 위한' 약이라는 생각을 다지게 합니다.

>> **수분이 체류했을 때에는**

우리들의 몸이 노폐물을 배출하는 능력은, 신장과 림프계와의 기능이 건강하게 작용하는가 어떤가에 따라 크게 달라집니다. 수분의 체류가 현저한 날에는(청바지가 죈다든지, 스커트 단추를 풀어야 한다든지 할 때) 이뇨 작용이 있는 것을 이용하면 쾌적한 상태로 돌아오는 것을 도와줍니다.

음식에는 이뇨 특성을 가지는 것이 많이 있습니다. 특히 야채가 그렇습니다. 따라서 이 시기에는 건강한 식생활을 하는 것이 현명합니다. 에센셜 오일 중에 이뇨제로서 최고의 작용을 하는 것은 주니퍼 오일이 아닌가 생각합니다. 이는 목욕에 사용할 수도 있고, 꿀물에 1 방울 떨어뜨려 복용해도 좋습니다. 때때로, 문득 생각날 때(한 달에 한번 정도) 주니퍼 오일을 소량씩 마셔도 몸에는 해가 없지만, 에센셜 오일을 정기적으로 몇 번씩이나 섭취해서는 안 되므로 특히 주의하시기 바랍니다.

몸에 만성적으로 수분이 체류해 있는 사람은, 무언가 몸에 이상이 있습니다. 그런 경우에는 자격을 갖춘 아로마테라피스트에게 치료받아야 합니다. 체액의 체류가 중대한 장애가 되는 것은 림프계에 체류가 발생했음을 나타내는 증거인 경우도 있습니다.

>> 방광염에는

이 불편하고 괴로운 병은, 방광과 신장이 세균에 감염되면서 발생합니다. 이 병에 걸리면 배뇨가 불쾌해지고 자주 통증이 동반되어 타는 듯한 느낌이 들기도 하고 소변을 볼 때 뱃속까지 아파지기도 합니다. 이럴 때에는 주니퍼 오일을 따뜻한 꿀물에 섞어 마시든지, 샌달우드 오일을 등 아래쪽 신장이 위치하는 곳에 문질러 바르면 좋습니다. 불쾌감이 아주 심할 경우에는 가능하면 화장실에 갈 때마다 라벤더 오일로 좌욕할 것을 추천합니다.

몸이 아파도 직장을 쉴 수 없는 사람은 라벤더 워터를 한 병 만들어 가지고 다니는 것이 좋습니다. 그래서 화장실에서 볼일을 본 후에 이 라벤더 워터를 적신 탈지면을 국부에 대는 것입니다. 이러면 일시적이기는 하지만 고통을 가볍게 하여 기분을 안정시키는 데 도움이 됩니다. 방광염에 걸리면 자극이 강한 음식, 음료(홍차, 커피, 알코올 음료, 스파이스류)는 절대 피하고, 또 설탕과 설탕이 들어간 모든 식품을 섭취하지 말아야 합니다.

한 친구는 크리스마스 때 방광염으로 고생하여, 눈물 섞인 목소리로 제게 전화를 했습니다. 친구는 얼마 전에 방광염에 걸려 이를 치료하고 있었습니다. 이 병을 거의 고쳤다 생각하고 있었는데 크리스마스의 유혹에 빠져 알코올 음료를 마셨기 때문에, 방광염이 아주 나쁜 형태로 재발된 것입니다. 섹스를 한다거나 하는 것은 당치도 않은 얘기로서, 남편과도 그 때문에 언쟁이 있어 친구는 매우 곤란해 하고 있었습니다.

저는 주니퍼 오일 병을 친구에게 건네며, 그것을 1~2방울 약간의 설탕이나 꿀물에 넣어 하루 두 번 복용하도록 했습니다. 이틀 후 바로 친구가 전화하더니, 그 에센셜 오일이 마치 기적과 같이 작용하여, 모든 문제가 해결되었다고 말하는 것이었습니다.

●●● 방광염에 사용하는 라벤더 워터
· 라벤더 1방울을 100㎖의 물이 담긴 플라스틱 병에 넣습니다. 사용 전에 잘 흔들어 사용합니다.

>> 질 세척은 무척 도움이 됩니다
칸디다 알비칸스는 질을 자극하는 가장 일반적인 원인이 되는 진균입니다. 이 칸디다에 대해서는 다른 장에서 더 자세히 설명해 두었습니다만, 에센셜 오일을 복용하기보다 질 세척에 사용하는 쪽이 좋다는 사람이 많습니다.

칸디다 질염은 질 점막을 매우 자극하는데, 이에 걸리면 거의 미칠 듯한 느낌이 되어버립니다. 저도 20대 초반에 칸디다 질염으로 몇 번이나 고생한 적이 있습니다. 그리고 자주 다니던 병원에서 질 좌약을 받아 치료를 했는데 일시적으로는 좋아지지만 깨끗이 나은 적은 한 번도 없어서, 일생 동안 이 병으로 고생하겠거니 하고 비관한 적도 있습니다. 그러나 이로부터 얼마 되지 않아 아로마테라피를 생활 안에서 활용하게 됨에 따라, 저는 이 병을 스스로 치료하여 깨끗이 고쳤습니다. 제가 선택한 에센셜 오일은 로즈 오일, 라벤더 오일, 베르가못 오일이었습니다.

저는 질 세척기를 약국에서 구입하여 여기에 1 *l* 의 온수를 넣은 후 에센셜 오일을 첨가하여 하루 두 번 질 세척을 했습니다. 그랬더니 처음부터 놀랄 정도로 가려움이 사라져, 병이 낫고 있구나 하고 느끼면서 정말 기뻤습니다. 일주일 동안 하루 두 번씩 질을 세척한 후, 사용 횟수를 주 1회로 줄이고, 한 달 정도 더 치료를 했습니다. 질 세척을 습관적으로 하면 안 됩니다. 질 내부의 자연적인 산 균형이 깨지기 때문입니다. 그러나 이런 특수한 병의 경우에 정기적인 질 세척은 매우 도움이 됩니다.

●●● 질 세척을 위한 블렌딩

· 로즈 2방울+라벤더 4방울+베르가못 2방울(티트리 6방울)

블렌드한 오일을 1ℓ 의 온수에 넣고 병을 잘 흔들어 질 세척기에 넣어 세척을 합니다.

●●● 질의 염증에 효과가 있는 삽입 페서리

· 작은 탐폰 1개, 티트리 몇 방울

탐폰을 포장에서 꺼내 티트리 오일을 그 앞부분과 양옆에(1㎝ 정도 길이로) 바르고 생리 때처럼 질 안에 삽입하세요. 탐폰에 세균이 생기는 것을 방지하고 오일의 증발을 막기 위해 페서리는 한번에 하나씩 만들고, 24시간에 최소 2회 교체하도록 합니다. 이렇게 하면 질의 사소한 문제 대부분이 하루이틀 사이에 말끔히 좋아집니다. 티트리 오일 대신 라벤더 오일을 사용할 수도 있습니다.

>> 포진(단순포진)

포진이라는 병은 바이러스성으로, 항생 물질로 고칠 수 없습니다. 그리고 성 행위를 통하여 한번 감염되면, 그 사람 몸 안에 계속 잠복하는 것으로 알려져 있습니다. 이 바이러스는 입 주변에 포진을 일으키는 바이러스와 같은 것입니다. 라벤더 오일, 티트리 오일, 레몬 오일, 샌달우드 오일, 그 밖의 면역기능을 자극하는 에센셜 오일은 몸이 바이러스와 싸우는 것을 도와줍니다.

제 친구 중 하나는 포진에 의한 자극이 강해져서 참을 수 없을 때, 유칼립투스 오일을 사용하여 좌욕을 한 결과 효과가 있었습니다. 친구에게는 그 밖에 로즈 오일의 블렌드 오일을 주어 사타구니의 림프절 부근에 문질러 바르도록 했는데, 이것이 증상을 개선하는 데 아주 효험이 있었고, 이와 함께 아픔도 줄었다고 보고해 왔습니다. 티트리 오일은 포진이 생긴 부근에 그대로 직접 바를 수 있습니다. 티트리 오일은 그 작용이 아주 강력하지만, 외음부의 민감한 피부를 불쾌하게 자극하거나 상처를 입히거나 하지 않기 때문입니다.

포진은 심신 상태가 불안정할 때 발생하는 경향이 있으므로, 면역기구의 힘을 강화하는 수단을 강구하여 몸이 포진을 일으키는 바이러스를 이길 수 있게 해야 합니다.

●●● 포진에 사용하는 블렌드
· 로즈 1방울+라벤더 2방울+베이스 오일 2작은술

오일을 잘 섞어 사타구니의 림프절 부근에 문질러 바릅니다.

>> 대하(분비물)에는

소량의 분비물이 있는 것은 아주 정상적인 일입니다. 하지만 오랫동안 다량의 분비물은 어딘가 상태가 좋지 않음을 나타냅니다. 이럴 때에는 2, 3일간 매일 밤 티트리 오일을 적신 탐폰을 질에 삽입하든지, 라벤더 오일이나 베르가못 오일, 티트리 오일을 섞은 온수로 질 세척을 하면 고칠 수 있습니다.

질에서 분비물이 많은 것은 음식물 알레르기의 징표인 경우가 있습니다. 이때에는 원인으로 의심되는 음식을 일주일에 한 품목 정도의 비율로 제외해 봅니다. 저는 집 바깥에서 어쩌다 유제품을 먹으면 이 증상이 나타납니다.

●●● 대하가 심할 때의 질 세척에

· 로즈 2방울+라벤더 4방울+베르가못 2방울

에센셜 오일들을 1ℓ 의 온수에 넣어 병 안에서 잘 섞이게 흔들어 질 세척기에 넣어 사용합니다.

>> 소양증에는

소양이라는 것은 '가렵다' 라는 말입니다. 이 증상은 항문과 질 부분에 나타납니다. '아니 땐 굴뚝에 연기 날까' 라는 속담도 있습니다만, '어떤 장애가 없다면 가려움은 일어나지 않는다' 라고 할 수 있겠습니다. 몸 외부의 자극물이 염증을 일으키는 일이 있습니다만, 그렇다고 향수나 화장수 등을 질 부근에 스프레이 하는 것은 절대 금물입니다. 에센셜 오일을 넣어 목욕을 할 때에도 물을 저어서 에센셜 오일이 잘 섞인 다음에 들어가야 합니다.

가려운 느낌이 들어 아주 불쾌할 때에는 라벤더 오일을 사용하여 좌욕을 하면 증상이 가벼워집니다. 방광염의 경우와 마찬가지로 화장실에 갈 때마다 외음부를 닦으면 피부를 진정시키고 기분을 상쾌하게 해줍니다. 질의 점막이 건조해져 성 행위가 고통스런 경우에는 호호바 오일이 아주 좋은 윤활유가 됩니다.

●●● 소양증에 도움이 되는 좌욕
· 로즈 1방울+페퍼민트 1방울
오일을 대야(앉을 수 있는 넓이의 용기)의 온수에 넣고 좌욕을 합니다.

>> 콘돔

최근 '안전한 섹스를 합시다' 라는 선전 문구 때문인지, 콘돔 사용이 증가하고 있습니다. 많은 여성은 콘돔의 표면에 발라져 있는 윤활제(정자 살균제) 때문에 질을 자극하여 염증을 일으키는 것을 알고 있습니다.

대개의 콘돔에는 윤활제가 발라져 있습니다만, 그렇지 않은 것도 있으므로 당신의 질이 자극을 받고 있다면 윤활제가 발라지지 않은 콘돔을 쓰도록 권하겠습니다. 또 질 세척을 하면 윤활제의 잔류물을 제거하는 데 도움이 되어 질을 정상으로 회복시킬 수 있을 것입니다. 만일 괜찮다면 티트리 오일을 적신 탐폰을 2~3일, 밤 동안 질에 삽입해 두면 증상이 개선됩니다.

티트리 오일은 강력한 살균 소독제로 새로운 피부 세포의 성장을 촉진하며, 피부에 대해서는 순하므로 질 염증에는 이상적입니다. 콘돔은 '멋이 없다' 거나, '고무냄새가 난다' 라며 싫어하는 커플이 많이 있습니다. 그런 사람들에게는 물을 기제로 한 윤활제의 사용을 권합니다. 이는 약국에서 구입할 수 있습니다.

또는 천연 윤활제의 하나인 벌꿀을 소량 사용해 주세요. 당신이 콘돔의 고무냄새를 싫어한다면, 거기에 섬세한 향기를 더해줄 벌꿀을 선택해 사용하면 좋을 것입니다.

제3장
섹스와 육체 감각

사랑의 표현을 충분히 하려면 우선 건강해야 합니다. 칸디다 질염에 걸린 여성이 자신이 섹시하다고 느낄 수 있을까요? 성기가 아프다든지 대하로 불쾌한 느낌을 가지고 있다면, 사랑의 행위는 감히 바랄 수 없을 것입니다. 우리들이 섹스를 즐기기 위해서는 성기가 건전해야 하는 것이 중요하고, 이것이 우선되는 관심사가 되어야 합니다. 성기는 아주 민감한 곳으로, 자기 몸의 건강을 스스로 모니터할 수 있는 정확한 장치인 것입니다.

예를 들면 칸디다 질염에 걸렸는데 가렵지도, 불쾌한 분비물도 없다면, 우리들은 병에 걸린 것을 모를 것입니다. 또, 방광염이 걸려도 배뇨시의 통증이 없다면, 어떻게 방광이나 신장이 감염증에 걸린 것을 알 수 있겠습니까? 분비물이 있어도 고통이 없어 그냥 넘길 때가 있습니다. 그러나 이는 우리들이 무언가 특정 식품에 대해 알레르기를 일으키고 있다고 알려주는 것입니다. 따라서 우리들은 우리의 몸이 이렇게 자신에게 이야기해 주는 것을 기뻐해야 합니다. 그리고 이 장애를 단지 가볍게 여길 게 아니라, 그 장애의 근본 원인을 찾아내, 이를 고치도록 노력해야 합니다. 증상만을 고치려 하는 것은, 말하자면 엔진 오일이 위험할 정도로 줄어 있는 것을 알리는 빨간 경고등을 무시하는 것과 같습니다. 당신은 차를 멈추고 1 l 의 엔진 오일을 살 수도 있고, 그대로 운전하여 엔진을 망가뜨릴 수도 있습니다.

질의 모든 장애를 고치면, 분명히 당신이 편안하고 즐거운 성 생활을 하는 데 도움이 됩니다. 약을 사용하거나 자궁 내 피임기구를 사용하거나 하는 것이 싫다면, 남은 수단은 페서리와 콘돔입니다. 그밖에 생리주기, 체온표, 금욕도 잊지 말아야 하는 것은 두말할 필요도 없습니다.

콘돔과 페서리에 발라져 있는 윤활제가 때때로 질에 염증을 일으켜 따끔따끔한 아픔을 주는 일이 없다면 좋겠다고 생각하는 여성이 많이 있습니다. 시판되고 있는 콘돔 중에 윤활제가 발라져 있지 않은 것은 거의 없습니다. 하지만 그렇지 않은 것도 있으므로 자주 가는 약국의 약제사라면 당신에게 도움을 줄 수 있을 것입니다. 콘돔은 남성들이 싫어하는 경우가 대단히 많기 때문에, 피임의 수단을 택할 책임이 여성에게 지워져 버립니다.

페서리를 사용하는 여성은 많습니다만, 이는 이대로 윤활제와 함께 써야 되는 것 외에 여러 가지 불리한 점이 있습니다. 페서리는 행위에 앞서 장착하고 또, 8시간 후에는 제거해야 하기 때문에 간단히 자발적으로는 사용할 수 없습니다. 하지만, 저는 최근에 새로운 페서리를 발견했습니다. 이는 아주 좋은 것이라 생각됩니다. '허니 캡' 이라고 하는 것인데, 피임의 방식 중에서도 가장 자연스럽고 강요하는 듯한 느낌이 없는 것 중의 하나입니다. 사용하지 않을 때에는 이를 벌꿀항아리 안에 넣어 둡니다. 벌꿀은 항균력이 있기 때문입니다. 필요한 보존법은 이것뿐입니다. 이 허니 캡은 질 안에 삽입하기 전에 미지근한 물로 벌꿀을 씻어내기만 하면, 장착한 채로 최대 7일간 그대로 둘 수 있습니다. 그동안 목욕도 수영도 할 수 있습니다. 이를 사용하는 여성은 이전보다 훨씬 섹스의 자유를 누릴 수 있는 것입니다.

이 허니 캡의 피임 성공률도 콘돔이나 재래 페서리에 필적하지만, 여성에게 더욱 큰 자유와 자신감을 100% 제공하기 때문에, 화학약품인 윤활제에 민감하게 반응하는 여성들(그 상대인 남성들을 포함하여), 또 보다 자연스런 피임법을 이용하고 싶은 사람들에게 더할 나위 없이 좋은 제품이라고 말할 수 있겠습니다.

>> 최음제로서 도움되는 에센셜 오일

우리들의 몸이 제대로 기능을 다하고 있다고 한다면, 그 다음에 오는 중요한 요소는 좋은 분위기입니다. 여기서 에센셜 오일은 아주 도움이 됩니다. 우리들의 후각은 몸의 기능을 조정하는 뇌 안의 수용기와 밀접히 관련되어 있고, 후각은 인간의 오감 중에 감정에 가장 밀접한 것입니다. 우리들은 시각보다 후각에 의해 어떤 대상에게 맥이 빠지거나, 또는 반대로 성적으로 흥분이 된다고 말할 수 있습니다. 뭐라 해도, 눈을 감고 상상력을 동원하는 것은 간단하지만, 후각을 봉하는 것은 불가능합니다.

아로마테라피에서는 몇몇 에센셜 오일로 우리들의 사랑에 멋을 더해줄 수 있습니다. 감각을 자극하고 성적으로 흥분하게 하는 에센셜 오일은 많이 있습니다. 일랑일랑 오일, 자스민 오일, 샌달우드 오일, 패출리 오일, 로즈 오일, 클라리세이지 오일 등이 그렇습니다. 이 에센셜 오일들은 모두 이상적인 방향욕(최음욕)제가 됩니다. 어느 것을 단독으로 사용해도 좋고 두세 종류를 혼합하여 사용해도 좋습니다.

마음에 드는 향을 발견할 때까지 조합하여 사용해 주세요.

에센셜 오일을 방에 뿌리는 것도 좋은 분위기를 만들어내는 멋진 방법입니다. 또, 뜨거운 물을 담은 컵에 선택한 에센셜 오일을 몇 방울 떨어뜨리는 것도 좋습니다. 마음에 드는 에센셜 오일을 호호바 오일에 섞어 몸 여기저기에 향수처럼 바를 수도 있지만, 차츰 일반화되고 있는 방법은, 그 에센셜 오일을 베이스 오일과 섞어 마사지 오일로 사용하는 것입니다. 사랑하는 두 사람간의 마사지는 관능적이며 정말 즐거운 일입니다. 특별히 만든 마사지 오일로 등, 다리, 팔, 그 밖의 여러 곳을 마사지하면 육체적으로 긴장이 풀리며 성적으로 자극됩니다. 성기의 점막은 대단히 민감하므로 이 부분에 마사지 오일을 바르거나 해서는 안 됩니다.

인간은 육체적인 쾌락을 추구하는 존재입니다. 쾌락을 주거나 받도록 만들어져 있습니다. 우리들은 다, 나면서부터 정열의 불꽃을 마음속에 가지고 있습니다. 그런데 때때로 이 험한 세상을 살아가는 데에서 오는 여러 가지 압박이 마치 물에 적신 담요처럼 덮쳐와 그 정열의 불꽃을 사그라뜨리고 우리를 맥 빠지게 하는 것입니다. 따라서 우리들은 그 정열의 불꽃에 몸과 마음이 타는 듯한 쾌감을 상상할 수 없는 것입니다. 그런 식으로 느꼈을 때에는 천천히 일랑일랑 오일로 방향욕을 하면 그 담요를 뒤집어쓴 듯한 느낌이 떨쳐지고 자기가 정말로 본래의 여자로 돌아왔다고 느끼게 해줄 것입니다.

●●● 최음 작용이 있는 마사지

· 자스민 3방울+로즈 3방울+샌달우드 7방울+베르가못 3방울+베이스 오일 50㎖
· 자스민 1방울+로즈 1방울+베르가못 1방울+베이스 오일 10㎖

- 일랑일랑 1방울+샌달우드 1방울 +머틀 1방울+카밀라 오일 10㎖
- 클라리세이지 1방울+샌달우드 1방울+머틀 1방울+카밀라 오일 10㎖
- 제라늄 2방울+일랑일랑 1방울+카밀라 오일 10㎖

>> 둘이서 사랑의 차를

여기서는 이웃사람들과 차를 마시는 이야기가 아니라, 사랑하는 파트너와 둘이서 마시는 최음 작용이 있는 차 이야기를 하고 있습니다. 녹차거나 홍차거나 상관없지만, 가능하면 녹차가 좋습니다. 녹차는 향이 섬세하고 색깔도 좋기 때문입니다. 찻잎을 티 포트에 넣고, 자스민 오일을 1방울 떨어뜨려 3~4컵 분량의 뜨거운 물을 붓습니다. 그리고 바로 차를 컵에 따라 잘 관찰해 보세요. 이 차의 맛과 향은 대단히 뛰어나, 수퍼에서 팩으로 사는 자스민 차와는 비교할 수 없습니다.

편리하고 만들기도 쉬운 사랑의 묘약입니다. 신경써야 할 점은 정말로 믿을 수 있고, 질이 좋은 에센셜 오일만을 사용해야 된다는 것입니다. 자스민 오일은 이를 생산하는 데도, 사는 데도 돈이 많이 들기 때문입니다. 생산자가 자스민 에센셜 오일을 위조하고 싶다는 유혹에 빠질 수 있다는 것도 고려해야 합니다. 자스민 오일은 대단히 고가이므로 길거리 상점 등에서는 고품질의 상품을 살 수 없을 것입니다. 좋은 품질의 자스민 오일은 아로마테라피용의 에센셜 오일을 다루는 평판 좋은 회사에서 구입할 수 있습니다.

●●● 자스민 차 만드는 법
- 녹차 1작은술에 자스민 오일을 1방울 넣어 3~4컵 분량의 뜨거운 물을 붓습니다. 이것을 식기 전에 마셔 주세요.

>> 제음제가 되는 에센셜 오일

어떤 에센셜 오일이 감각을 자극하는 것과는 꼭 반대로, 진정시키는 에센셜 오일은 이를 둔하게 합니다. 최음 작용이 있는 에센셜 오일을 믿지 않는 사람들은 제음 작용이 있는 에센셜 오일의 존재도 아마 믿지 않겠지요.

하지만 마조람 오일에는 성욕을 가라앉히는 힘이 있습니다(이 에센셜 오일은 또한 강력한 진정제이기도 합니다). 마조람 오일을 베이스 오일에 희석하여 등을 마사지하거나 목욕물에 넣어 전신욕을 하거나 몇 방울을 버너에 떨어뜨려 방향을 하면 됩니다.

>> 속옷에도 향기를

란제리에 당신 자신의 개성을 표현하기 위해, 이번에 속옷을 손빨래 할 때에 마지막 헹굼 물에 좋아하는 에센셜 오일을 1방울 떨어뜨려 보세요. 패출리 오일과 같은 일부 에센셜 오일은 좀 너무 어둡고 무겁습니다만 일랑일랑 오일, 제라늄 오일, 로즈 오일, 자스민 오일, 네로리 오일 등은 정말 멋질 것입니다.

자기가 좋아하는 방향으로 옷장과 장롱 등에 향기를 줄 수도 있습니다. 당신이 재봉을 하지 않는다면 어떤 에센셜 오일을 동그란 탈지면에 뿌리고 이를 새지 않는 주머니에 넣어 장롱에 넣든지, 옷장 깊숙이 달아놓으면 좋습니다. 재봉에 솜씨가 있다면, 비단주머니를 만들어 친구나 사랑하는 사람들에게 예쁜 선물을 준비할 수도 있을 것입니다.

비단이나 가벼운 천을 두 장 겹쳐 둥글게 오려 주세요(지름 12㎝로 합니다). 천 가장자리를 실로 꿰매 둥근 탈지면을 가운데에 두고 좋아하는 에센셜 오일을 뿌린 후 천으로 감쌉니다. 마지막으로 가는 리

본으로 입구를 묶어, 옷걸이에 매답니다. 이런 에센셜 오일에는 비교적 휘발성이 높아서 향기가 오래가지 않는 감귤류보다 일랑일랑 오일, 프랑킨센스 오일, 샌달우드 오일, 패출리 오일, 자스민 오일, 로즈 오일 등등, 향기가 오래가는 것을 사용해 주세요.

빅토리아왕조 시대에 인도의 캐시미르에서 캐시미어 숄이 수입되었을 때, 그 숄은 패출리 잎을 넣은 상자에 들어 있었습니다. 패출리의 향기에는 벌레를 막는 힘이 있기 때문입니다. 이것은 지금도 마찬가지로 의류에 붙는 모기 유충들로부터 의복을 보호하는 에센셜 오일은 많이 있습니다.

>> 자신감을 북돋워주는 에센셜 오일

중요한 모임에 가기 전에 또는 어떤 사람을 처음 만날 때에, 긴장을 풀기 위해 독한 술로 한 잔 하는 것이 옛날부터 알려진 효과적인 방법이었습니다. 하지만 알코올을 마시지 못하는 사람들은 어떻게 하면 좋을까요.

이런 경우에는 자신감을 생기게 해주는 에센셜 오일을 손목이나 목 등에 조금 바르든지, 더운물을 넣은 컵에 에센셜 오일을 떨구어 피어오르는 향을 들이마시면 좋습니다. 예를 들면, 자스민 오일에는 이를 몸에 뿌린 사람에게 자신감을 갖게 하는 힘이 있는 가장 감미롭고 귀중한 향의 하나입니다. 파라오가 군림했던 고대 이집트에서는 얼마 되지 않는 특권 계급만이 이 향을 사용할 수 있었습니다.

오늘날에도 자스민 오일은 다른 대부분의 에센셜 오일들과 비교하여 매우 귀중한 것으로 인식되어 가격도 대단히 비쌉니다. 그러나 이는 극히 소량으로도 큰 효과가 있고, 특별한 성질을 많이 가지고 있으므로 이를 구입하는 것은 대단히 좋은 투자가 될 것입니다.

>> 가슴을 풍만하게 하기 위해서는

가슴 크기에 진정 만족하고 있는 여성은 거의 없습니다. 모두 너무 크거나 너무 작다고 생각합니다. 여기에 대한 불만으로 자신감을 잃거나, 자신이 불행하다고 느끼는 일도 있고, 나아가서는 섹스의 즐거움을 망치게 하는 일도 있습니다. 저는, 아로마테라피가 자동적으로 가슴 크기를 바꾸는 힘이 있다고는 말씀드리지 않겠지만, 일부 식물에는 식물 호르몬이 함유되어 있음을 나타내는 증거가 있습니다. 이 호르몬이 가슴의 발달을 포함한 여러 기능을 하고 있는 인간의 호르몬과 똑같은 식으로 작용하는 것입니다.

제라늄 오일은 식물 호르몬을 풍부하게 함유하고 있는 에센셜 오일입니다. 제 친구 중, 마지막 아기에게 수유를 끝낸 여성이 있었는데, 그녀는 가슴 크기가 32인치(약 81㎝)로 작아진 것을 알았습니다. 저는 제 이론을 실험해 보기로 했습니다. 저는 스위트아몬드 오일을 베이스 오일로 하여 일랑일랑 오일과 제라늄 오일을 섞어 친구에게 아침저녁으로 가슴에 발라 몇 분간 가슴 바로 위의 가슴 근육을 마사지하도록 지시했습니다. 얼마간 시간은 걸렸지만 친구의 가슴 사이즈가 커지고, 탄력도 더해지는 것이 점차로 확실해졌습니다. 친구의 인내는 보답을 받았습니다. 그 친구는 현재 가슴 크기가 36인치(약 91㎝)나 되고 가슴 근육의 탄력이 좋은 탓인지, 브래지어는 특대 사이즈이기 때문입니다.

가슴 크기가 행복하게도 너무 커서, 이를 조금 줄이고 싶은 여성들은 호호바 오일을 사용하여 가슴을 일상적으로 마사지하면 좋습니다. 호호바 오일에는 피부 아래에 지방이 쌓이는 것을 유화시켜 이를 체외로 배출하는 힘이 있습니다. 호호바 오일은 수많은 독특한 특성을 가지는 놀랄 만한 액체입니다. 호호바 오일의 이 특성에 대해서는 이 책 139쪽에서 설명토록 하겠습니다.

●●● **가슴을 풍만하게 하는 마사지**
· 제라늄 4방울+일랑일랑 11방울+베이스 오일 50㎖
  (호호바 오일은 사용하지 말아 주세요)
· 제라늄 2방울+일랑일랑 1방울+카밀라 10㎖(또는 그 밖의 베이스 오일)

>> **허벅지를 날씬하게**

많은 여성에게 있어 허벅지는 자신의 몸 중에서 가장 마음에 들지 않는 부분입니다. 다이어트만으로는 허벅지에 붙어버린 보기 싫은 지방을 결코 제거할 수 없습니다. 여기에는 운동이 대단히 중요합니다. 아마도 칼로리 계산을 하는 것보다도 훨씬 중요하지 않을까 생각합니다.

그러나 에센셜 오일 중에는 몸에 마사지를 통해 침투시키면 허벅지와 엉덩이 부분의 불필요한 수분 및 지방의 배출을 촉진하는 것이 있습니다. 주니퍼 오일은 이뇨제로 체액의 순환을 원활하게 하고, 몸의 해독을 돕습니다. 사이프러스 오일은 수렴 작용이 있고, 이를 베이스 오일에 블렌드하면 근육을 조여주고 강화하므로 체중을 줄이고 싶을 때, 이는 고마운 지원군이 됩니다. 호호바 오일도 몸의 조직에 정체하고 있는 불필요한 지방과 독소의 제거를 돕습니다. 우리 신체 대사의 속도는 섭취한 음식의 열량을 소모할지 말지, 그 열량이 몸의 사이즈를 늘리기만 하는 것은 아닌지를 크게 결정합니다.

몸의 기능이 둔화되면 체액의 순환이 느려지고 림프액의 배출도 순조롭게 진행되지 않습니다. 이러한 경우에는 마른 몸을 만들려고 하기 이전에, 우선 몸의 생기를 완전히 회복시키는 것이 필요합니다.

사람에 따라서는 자신이 뚱뚱하다는 것 때문에 우울해 하기도 합니다. 그리고 이 우울증은 신체대사의 스피드를 늦추게 됩니다. 따라서 우리 몸을 위하여 케이크나 초콜릿 등에 손을 내밀기보다는 감정을 밝게 해주는 에센셜 오일류를 정기적으로 사용해보라고 권하고 싶습니다.

다리를 매일 마사지할 때에는 반드시 위쪽을 향해(요컨대 심장 쪽으로) 마사지해 주세요. 하지만 만약 셀룰라이트가 의심된다면 결코 살을 두드리거나 집거나 하지 말고, 꼼꼼하고 부드럽게 살을 마사지 하도록 합니다. 난폭하게 취급하면 증상을 한층 더 나쁘게 할 뿐입니다. 셀룰라이트란 피부가 오렌지 껍질 같은 외관이 되는 것으로 허벅지에 나타나는 경우가 가장 흔합니다.

●●● 허벅지를 날씬하게 하기 위한 마사지

· 사이프러스 7방울+주니퍼 7방울+라벤더 2방울+베이스 오일 50㎖
  (여기에 호호바 오일을 더해도 아주 효과적입니다.)
· 사이프러스 1방울+주니퍼 1방울+라벤더 1방울+베이스 오일 10㎖
  (이 베이스 오일은 가능하면 50%를 호호바 오일로 하는 것이 바람직합니다.)

>> 나만의 향수

우리들의 후각은 우리들의 여러 감정을 이끌어내는 가장 직접적인 통로입니다. 그리고 또, 이 냄새의 감각은 많은 사람들의 경우 가장 경시되어온 감각이고, 자주 남용되어온 감각이기도 합니다. 후각은 뇌에 등록되어 있어 자기가 맡은 것에 따라 기분 좋게 반응하든지, 불쾌하게 반응하든지 합니다. 우리들이 어떤 에센셜 오일이 자신의 기분을 좋게 해주고, 또 실제로 행복감을 높여준다는 것을 알았다면, 그런 에센셜 오일들을 혼합하여 향수를 만들고, 그 미묘한 향을 매일 자기 주변에 풍기게 한다든지, 특별한 기회에만 이를 사용하거나 하는 것은 멋진 일일 것입니다.

예전에 향수는 모두 가장 순수한 에센셜 오일들을 교묘히 혼합하여 만들어졌습니다. 따라서 향수란 그야말로 사람들의 기쁨이고 즐거움이기도 했습니다. 그러나 안타깝게도 연구실에서 방향 화학물질을 창조하는 시대가 시작되면서 향수는 점점 합성되어졌습니다. 그러나 긴 세월에 걸친 조향의 경험에 기초하여 만들어져온 아주 가격이 비싼 향수에는 아직 진품 에센셜 오일이 충분히 사용되고 있습니다.

그러한 고전적인 향수와 경쟁하는 것은 무리겠지만, 당신도 향수 제조업에서의 몇 가지 간단한 테크닉을 구사하여 충분히 통용될 만한 당신만의 향수를 만들 수 있습니다. 향기가 오래 지속되는 성질의 향수를 만들어내는 것은 무리일지 몰라도, 당신만의 향수를 만드는 즐거움을 맛볼 수 있습니다.

에센셜 오일류는 아주 강력하므로 희석하지 않은 채 그대로 몸에 뿌릴 수는 없습니다. 향수의 매개체로 흔히 사용되고 있는 것은 알코올이지만, 순수한 알코올은 일반인에게 팔고 있지 않습니다. 보드카나 진 등의 알코올 음료를 사용하면, 몸에서 칵테일 냄새가 납니다. 식물유는 산화하는 성질이 있으므로 희석제로는 맞지 않습니다(질이 나빠집니다).

하지만 호호바 오일이라면, 이는 액체 왁스여서 산화하지 않으므로 조합한 에센셜 오일을 희석하는 기제로서 이상적입니다. 이는 혼합된 에센셜 오일을 아주 미묘하게 보존해 주기 때문에 이로 만든 향수를 전신용 향수로 사용할 수 있습니다. 또 호호바 오일은 피부에 아주 유익하므로 이를 몸에 뿌리면 피부를 섬세한 향기로 감싸주면서 부드럽게 해줄 수 있습니다.

더운 여름날, 오데콜론을 손수 만드는 것도 아주 즐거운 일입니다. 몇몇 종류의 에센셜 오일을 간단하게 혼합하여 이를 미네랄 워터에 넣어 힘차게 흔드는 것만으로 충분합니다. 찜통더위 속에서 상쾌함을 주는 오데콜론을 아까워하지 않고 뿌릴 수 있습니다. 이는 또 마음을 상쾌하게, 생기를 유지하는 데에도 도움이 됩니다.

●●● 향수 만드는 법

· 장미 향수
  로즈 4방울+샌달우드 12방울+제라늄 2방울+로즈우드 2방울+호호바 오일 10㎖

· 황홀하게 하는 자스민 향수
  자스민 2방울+로즈우드 12방울+일랑일랑 6방울+호호바 오일 10㎖

· 오데콜론 만드는 법
  페티그렌(네로리) 20방울+베르가못 80방울+레몬 30방울+오렌지 40방울+라벤더 20방울+로즈마리 10방울+증류수 100㎖
  병에 들어 있는 미네랄 워터라면 더욱 좋습니다. 100㎖의 증류수에 섞으면 10%의 희석이 됩니다. 물이 200㎖면 5%입니다. 사용하기 전에 잘 흔들어 주세요.

>> 분위기를 만든다
파티 등을 열 때, 밝고 행복감을 느끼게 하는 분위기를 만들어내기 위해서는 방안에 클라리세이지 오일을 뿌려 발산시키든지 뜨거운 물

에 이 에센셜 오일을 2～3방울 떨어뜨려 주세요. 오랫동안 에센셜 오일류와 함께 생활하고 이를 사용해온 저는 향기가 나는 것에 아주 익숙해 있지만, 저를 찾아오는 손님들은 항상 이 아름다운 향을 이런저런 화제로 삼습니다. 에센셜 오일 없이 살아가는 저를 상상도 못합니다. 집안의 여러 가지 냄새보다 막 따온 꽃과 허브 향기 속에 생활하는 쪽을 좋아합니다.

에센셜 오일은 모임의 성격이나 모임 구성원 등 그때그때의 분위기와 상황에 맞추어 고르도록 합니다. 몇 가지 경우를 예로 들겠습니다. 어떤 에센셜 오일을 고를지 또, 어느 것과 어느 것을 조합할지는 당신 개인의 취향과 예산에 따르세요.

· 여름밤 모임에는 베르가못 오일, 오렌지 오일, 로즈우드 오일
· 크리스마스 모임에는 프랑킨센스 오일, 파인 오일
· 연인들의 모임에는 일랑일랑 오일, 로즈 오일
· 맵고 향이 강한 음식이 나오는 저녁 모임에는 샌달우드 오일, 패출리 오일
· 아이들의 모임에는 오렌지 오일, 레몬 오일
· 오후의 차 모임에는 제라늄 오일, 라벤더 오일
· 여성들의 모임에는 로즈 오일, 로즈마리 오일

>> 침실에 ‘규방’ 분위기를

에센셜 오일 몇 방울과 약간의 상상력만으로도 클레오파트라나 퐁파두르 부인(17세기 프랑스 루이 15세의 애처였던 미인)처럼 될 수 있습니다. 에센셜 오일과 향유는 그 옛날, 사람들이 이용할 수 있었던 유일한 향료였습니다. 합성 향료가 아직 발명되지 않았기 때문입

니다.

　고대 이집트의 유람선 돛은 향유와 향수 등에 적셔져 향을 발하며 휘날렸고, 클레오파트라는 표면적으로는 사무적인 대응을 하면서 살결에 뿌린 자스민 향으로 마르쿠스 안토니우스를 유혹했다고 전해지고 있습니다. 로즈 오일은 어느 시대에서나 높은 가치를 인정받았습니다. 로마의 황제들은 특별히 그 향을 좋아하여, 궁전의 정원으로 흐르는 수로에 로즈 워터를 흘려보낼 정도였습니다.

　에센셜 오일 중에는 사람을 도취시켜 행복감을 불러일으키는 것이 있습니다. 따라서 좋아하는 에센셜 오일로 침실에 고대 문명의 마술과 신비의 향기가 배게 하는 방법을 권해 드립니다. 로즈 오일, 패출리 오일, 자스민 오일, 일랑일랑 오일 등의 비교적 무거운 향조의 것은 침실, 유혹 등을 떠올리게 합니다. 이는 이 향기가 인간의 본래의 체취와 비슷하기 때문입니다. 그 반대로 가벼운 감귤계 에센셜 오일은 산뜻한 외부와 넓은 장소에 어울리는 향기들입니다.

　장미는 어느 시대에나 사랑받아온 향료로, 로즈 오일은 오랫동안 사용되었습니다. 『카마수트라』(8세기에 쓰여진 인도의 성과 사랑의 경전)에도, 『향기의 뜰』(16세기 아랍에서 쓰여진 인간의 성의 비밀에 관한 책)에도 이에 관해 쓰여 있고, 오늘날에도 거의 대부분의 고급 향수에 이것이 배합되고 있습니다.

　로즈 오토(Rose otto, 불가리아 산의 최고급 로즈 오일)는 한 송이의 꽃에서 채취할 수 있는 에센셜 오일이 극히 소량이어서 지금까지 상당히 고가인 오일입니다. 앞으로도 사정은 바뀌지 않을 것입니다. 그러나 로즈 오토가 다른 에센셜 오일에 비해 비싸기는 하지만, 이 오일은 매우 오랫동안 마음속에 남아 있습니다. 또 고도로 농축되어 있으므로 아주 적은 양으로도 향기가 오래 지속됩니다. 제 경험으로 볼 때 로즈 오일은 비할 데 없이 고급스런 것으로, 이런 특별한 느낌을 주는 다른 향기를 저는 아직 발견하지 못하였습니다.

●●● **침실의 분위기를 위해서**

· 이국적인 풍취의 에센셜 오일(자스민, 로즈, 패출리, 샌달우드, 일랑일랑, 클라리세이지 등)을 사용하고, 그 다음에는 상상력을 발휘하세요.

제4장
아로마테라피 마사지

고양이는 쓰다듬어주는 걸 좋아합니다. 개는 톡톡 가볍게 두드려주는 것을 좋아합니다. 아이는 안아주는 것을 좋아합니다. 이처럼 접촉이나 촉각은 우리 모두에게 중요한 것인데, 이 욕구가 항상 충족되고 있지는 못합니다. 마사지는 안전하면서도 에로틱하지 않은 형태로, 다른 사람에게 촉각을 즐기도록 해줄 수 있는 한 방법입니다.

고양이가 온몸을 살살 긁어주면 좋아하듯이 우리들의 몸도 마사지에 반응하고 마사지 받으면 기분이 좋아집니다. 예를 들어 상대의 등을 마사지를 하고 있을 때, 마사지를 받고 있는 사람은 근육의 긴장이 풀리도록 자극을 받으며, 근육과 조직간에 생겨난 스트레스의 발산을 촉진합니다. 근육으로부터 이러한 긴장이 발산되지 않은 채로 있으면, 그 때문에 통증이 발생하는 경우가 자주 있습니다. 그래서 이 통증을 가라앉히기 위한 약으로서, 파라세타몰 등의 진통제가 자주 사용됩니다.

마사지라는 용어가 오랫동안, 매춘이나 천박한 마사지 팔러(여자 마사지사가 남자 손님에게 마사지를 해주는 곳이나, 미심쩍은 일이 행해지는 곳을 뜻함)와 동일시하여 통용되어버린 것은 안타까운 일입니다.

그러나 오늘날 기본이라 할 수 있는 건강 문제를 사람들이 되돌아보게 되었고, 생활이 초래하는 압박감에 잘 대처해야 한다는 필요에서 하나의 요법으로서의 마사지에 대한 세간의 관심이 고조되고 있습니다. 그 결과 20세기에 접어들어서야 비로소 마사지는 지압요법(指壓療法, chiropractic), 정골요법(整骨療法, osteopathy)과 더불어 손을 사용하는 요법으로서 사회적으로 받아들여지기 시작하고 있습니다.

에센셜 오일을 사용한 마사지는 아로마테라피스트에게 받을 수 있습니다. 혹시라도 당신이 직접 가족이나 친구들에게 마사지를 하고자 할 경우에도, 훈련을 쌓은 아로마테라피스트에게 먼저 마사지를 받아보는 것이 좋습니다. 이렇게 하면 어느 정도로 압력을 가하면 좋을지 터득할 수 있으며, 또 상대에 대한 시술자의 배려가 마사지 받는 사람의 심신 전체에 기쁨을 주는 데 있어서 얼마나 중요한 요소인가를 알 수 있게 됩니다. 본래 마사지란 것은 한 사람이 다른 사람에게 해주는 행위입니다. 다른 사람에게 마사지를 시행할 때에는, 먼저 자기 자신이 건강하고 에너지가 충만해야 합니다. 내 아이들 중 누군가가 마사지를 해달라고 할 때가 종종 있는데, 눈코 뜰 새 없이 바쁜 하루를 보내고 녹초가 되어 있을 때에는 마사지를 다음날로 미룹니다.

배우자이건, 친구이건, 아이들이건, 자신이 마음을 두고 있는 사람에게 마사지를 해주는 것은 멋진 경험입니다. 마사지를 해주는 사람에게도 받는 사람에게도 모두 그렇습니다. 마사지 기술을 훈련받아

두면 더욱 좋겠지만, 꼭 필요한 것은 아닙니다.

단, 몇 가지의 기본적인 원칙은 지킬 필요가 있습니다. 마사지를 받는 사람은 편안하고 쾌적하게 누워 있어야 합니다. 마사지를 하는 당신은 마사지를 받는 사람의 오른쪽 혹은 왼쪽에 몸을 둡니다. 그렇게 하면 당신도 쾌적하게, 자신의 팔과 등에 그다지 압박을 주지 않고도 자신의 체중을 써서 상대에게 충분한 압력을 가할 수 있습니다. 마사지 자체는, 그것을 쾌적하게 할 수 있는 곳이라면 어디에서든지 가능합니다. 마사지용 침대가 있다면 두말할 것도 없겠지만, 그것을 사용할 수 없다면 보통 침대나 마루 위(물론 30분이나 마루에 무릎을 꿇고 있어도 괜찮다면)에서도 할 수 있습니다.

저는 아이에게 마사지를 해줄 경우에는 마루에 비치 매트(속을 채운 매트)를 깔고 그 위에 커다란 바스 타월을 덮어 즉석 마사지대를 만들어 사용하고 있습니다. 담요를 접어 사용해도 좋다고 생각합니다. 그 길이와 폭이 당신이 상대하는 사람의 신장과 체격에 맞는지 확인해 주세요. 머리 밑에 작은 베개를 대고, 배 밑에는 보통의 큰 베개를 넣습니다. 아주 뚱뚱한 사람이라면, 배 밑의 베개는 필요없겠지요. 그리고 당신이 필요로 하는 것을 모두 준비해 두었는지 확인하세요. 마사지 오일, 티슈 그리고 몸을 따뜻하게 보호하기 위한 타월입니다. 마사지 도중에야 생각이 나서, 마사지를 중단하고 무언가를 가지러 간다거나 하면 리듬이 깨지기 때문입니다.

흔히 손이 찬 사람은 마음이 따뜻하다고들 하는데, 누군가에게 마사지를 할 때는 당신의 마음이 따뜻한 것 이상으로 손의 온도에 신경을 쓸 필요가 있습니다. 손이 차다는 것은 상대에 대한 배려가 부족한 것입니다. 그러므로 손이 차거든 마사지를 하기 전에 우선 양손을 5분 정도 온수에 담그도록 해주세요. 양손을 서로 비비면 손바닥이 어느 정도 따뜻해지지만, 그렇게 해서 따뜻한 등에 그 손을 대도 상대는 따뜻하다고 느끼지 못하기 마련입니다.

　마사지 받을 사람의 등에 병에서 금방 따른 마사지 오일을 직접 떨어뜨리는 일은 절대 하지 말아주세요. 그러면 몸이 쇼크를 받기 때문입니다. 가장 좋은 방법은 한쪽 손바닥에 적당량을 따른 후 양손으로 비벼 양손 전체에 오일을 펴 바릅니다. 그러는 동안 손의 온도에 의해 오일이 데워집니다. 그리고 그 양손을 환자의 등에 대고 등 전체에 오일을 펼치듯 발라주세요. 양손바닥을 편평하게 하고 각 손가락을 상대의 머리 쪽으로 향하게 하고 엉덩이 윗부분에 양손을 댑니다. 그리고 양손을 부드러우면서 세게 척추를 따라 미끄러뜨려 목덜미 부위에 닿을 때까지 손을 옮겨갑니다(아래의 그림을 봐 주세요).

등 마사지

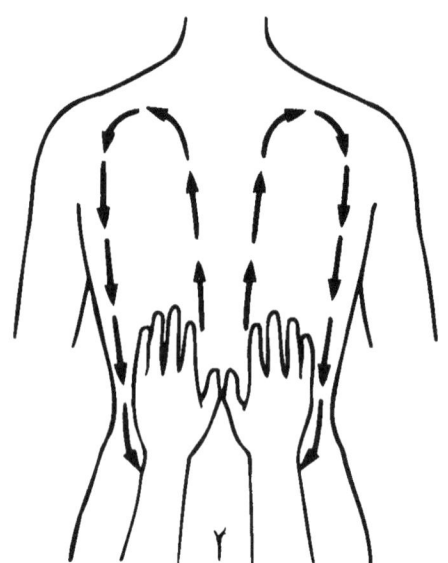

다음으로 양손을 각각 어깨 부위에서 좌우로 움직여가서, 등의 양쪽을 내려가 출발한 부위로 돌아갑니다. 이 동작을 에플라쥬(effleurage)라고 하는데, 이것을 최저 10분간 연속적인 동작으로 하도록 해주세요. 그 다음에 양손 엄지손가락으로 세게 압력을 가해 천천히 또 한번 양 엄지손가락을 척추 양쪽에 두면서 양손을 등에서 어깨 쪽으로 올려갑니다. 어딘가 아픈 곳이 있다면, 그 아픈 부위 위를 엄지손가락의 바닥으로 원을 그리듯이 수분간 비빕니다(엄지손가락 끝은 절대로 쓰지 말아주세요. 그렇게 하면 당신 손톱 때문에 상대에게 불쾌감을 주게 됩니다). 그리고 또 5분 내지 10분간 다시 한번 에플라쥬를 해서 몸을 진정시키고 이완시켜 이 마사지를 끝냅니다.

그 다음에, 등을 키친 페이퍼로 덮어 위로부터 가볍게 눌러 여분의 오일을 닦아내고, 마지막으로 큰 바스 타월로 환자의 등을 덮어 적어도 5분 엎드려 있게 한 후 일어나도록 해주세요. 사람에 따라서는 편안한 나머지 잠들어버리는 경우도 있습니다.

주의할 점

• 의사와의 상의 없이 절대로 암환자에게 마사지를 해서는 안 됩니다. 또 급성 감염증 환자, 중한 심장병 환자, 식사를 막 하고 난 사람에게는 절대 마사지를 하지 말아주세요. 정맥 장애가 있는 부위를 마사지하는 것도 금물입니다. 다리를 마사지할 때에는 항상 아래에서 위쪽으로 심장을 향해 행해야 합니다.

• 임신중인 여성은 등 마사지를 하면 몸에 좋지만, 이러한 여성은 엎드릴 수 없으므로 옆으로 몸을 눕혀야 할 것입니다. 그리고 필요하다면 작은 베개를 사용하여 몸을 지탱하도록 합니다.

• 당신이 사랑하는 사람에게 마사지를 할 경우에 에센셜 오일을 사

용해서 성기를 마사지하는 것은 권할 수 없습니다. 예민한 부위에 사용해도 안전하다고 절대 확신할 수 있는 경우는 예외라 하더라도 그 부위만큼은 에센셜 오일을 아주 엷게 희석하더라도 안 됩니다.

>> 마사지의 효과

· 혈액 순환과 림프액의 순환을 자극하여 활발하게 활동하도록 해줍니다.
· 면역기구를 자극하여 그 작용을 촉진합니다.
· 긴장을 완화합니다.
· 근육통을 진정시킵니다.
· 세심한 배려가 담긴 케어를 하는 데에 좋은 방법이 됩니다.
· 외상성 분만으로 태어나, 잘 우는 아기를 진정시킵니다.
· 몸의 넓은 부위에 희석시킨 에센셜 오일을 고루 퍼 바르게 되어, 체내 침투를 돕습니다.
· 긴장하여 잠 못 자는 아이들을 돕습니다. 아이들은 텔레비전을 보거나 뉴스를 듣고서, 어른들과 같은 감정을 갖기도 하는데, 그러한 감정을 적절히 해소할 수 없기 때문입니다.

>> 여러 가지 마사지

● 풀 백 마사지(등 마사지)

몸 전체를 이완시키는 마사지로, 힘든 일을 지나치게 한 탓에 생긴 몸의 통증을 완화시키고, 면역기구를 자극합니다.

● 손 마사지

등 마사지가 적당치 않다고 생각되는 고령자를 위한 마사지입니다. 나이 드신 분들은 스트레스를 받으면 자기도 모르는 사이에 자신의 손을 비벼 짭니다. 손에는 발의 경우와 마찬가지로 많은 반사 영역이 있기 때문에, 이와 같이 손을 비벼 짜는 것은 치료에 유익합니다. 고령자 마사지는 심신에 위안을 주고 긴장을 풀 수 있도록 해줍니다.

● 발 마사지

이것은 많은 단계에서 유익한 마사지입니다. 피곤하고 아픈 발의 고통을 완화시킵니다. 발에 있는 각 반사점을 부드럽게 자극하면, 몸 전체에 유효합니다. 오랜 시간 서 있거나 걷고 난 후의 발의 열을 빼내주어, 발의 부기를 가라앉힙니다.

● 훼이셜 마사지

이것은 상대의 긴장을 풀어주고, 무척 스트레스가 많고 복잡했던 하루를 보내고 난 후의 휴식을 취하는 데 유익한 마사지입니다. 아래 턱 라인은 스트레스가 많이 쌓이는 부위입니다만(편안하지 못한 만원 전철을 타거나, 급한 일이 있었는데 교통 체증 때문에 막혔다거나, 상사에게 잔소리를 듣거나 하였을 때) 이곳을 마사지하면 부정적인 감정의 폭발을 막을 수 있습니다.

● 등의 상부와 어깨의 마사지

불면증인 사람에게 하는 마사지입니다. 취침하기 10~15분 전에, 이러한 사람들에게 이 마사지를 하면, 트랭퀼라이저를 사용할 필요 없이 수면을 도울 수 있습니다. 밤에 배우자가 잠에서 깨어 다시 잠들지 못할 때에 이 마사지를 5분간 해주면, 당신은 뒤척이는 소리에 깰 필요가 없을 것입니다.

● **특별한 부분의 마사지**

긴 시간 차를 운전하는 사람들은 뒷목에서 어깨 부위를 마사지할 필요가 있습니다. 에어로빅이나 댄스 등으로 몸을 혹사시킨 경우에는 다리를 마사지할 필요가 있을 것입니다. 하루 종일 책상에 앉아 일을 하는 사람들은 특히 목 부위에 마사지를 할 필요가 생길 때가 있습니다.

> **주의할 점**
> ··
> 손발 마사지를 할 경우에는 반드시 그 끝부분부터 심장쪽을 향해 해주세요.
> ··

>> 마사지를 할 때의 주의 사항

· 마사지를 다른 사람에게 행할 때에는 손목시계를 풀고 반지 등도 모두 뺍니다. 이런 것들은 마사지를 받는 사람에게 상처를 입힐 수도 있고, 그 때문에 심신의 편안함을 방해할 우려가 있습니다.

· 마사지를 하는 자신의 손톱이, 특히 엄지손가락의 손톱이 너무 길지 않은지 확인합니다. 엄지손톱이 환자의 몸에 파고들거나 하지 않고 엄지손가락의 바닥으로 마사지할 수 있도록, 손톱은 충분히 짧게 해둘 필요가 있습니다.

· 양손은 따뜻하게 해두세요.

· 자동응답전화기가 없다면, 전화 코드를 빼둡니다.

· 방의 조명은 약간 어둡게 합니다. 누워 있을 때에 강한 광선이 눈에 들어가면 불쾌한 법입니다.

· 상대가 마음도 느긋하게 이완할 수 있도록, 라디오나 텔레비전은
  꺼두세요. 하지만 주위가 너무 적막한 것을 싫어할 때는, 부드러운
  음악이 더러는 효과를 높일 수가 있습니다.
· 마사지 동작이 중단되는 일이 없도록 마사지 시작 전에 마사지 오
  일, 큰 타월 등 필요한 게 모두 갖춰져 있는지 확인해 주세요.
· 30분간 마사지를 할 때에는 상대의 체온이 큰 폭으로 저하될 수 있
  으므로, 여름이라 해도 방이 충분히 따뜻한지 확인합니다. 마사지
  를 행하는 사람은 가볍고 넉넉한 짧은 소매의 티셔츠 같은 옷을 입
  는 것이 좋습니다.

제5장
건강과 치료

>> 감기와 유행성 독감

여러 에센셜 오일을 감기 바이러스에 감염되었을 때 사용할 수 있지만, 라벤더 오일만을 사용해도 좋습니다. 어느 날 저의 어머니(지금 80대입니다)가 전화를 걸어와, 아주 지독한 감기에 걸려 주말 일정을 취소하게 될지도 모른다고 하셨습니다(일주일이나 감기에 걸려 있었다고 합니다). 어머니에게 라벤더 오일을 아래턱 뼈 밑에서 목 양옆에 걸쳐 어깨 근육 위에, 또 가슴 윗부분에도 바르시도록 했습니다.

어머니는 그 이틀 후 다시 전화를 걸어와, 감기가 많이 나았고, 라벤더 오일을 바르니 바로 양어깨의 아픔이 줄어들었다고 말씀하셨습니다. 이 경우에는 희석하지 않은 채 라벤더 오일을 피부에 사용해도 안전합니다(물론 당신이 특별히 예민하지 않을 경우지만). 이러한 방법은 영국과 미국 등에서 아주 인기가 있습니다. 에센셜 오일을 마사지와 목욕에 사용하면 스트레스를 발산시키고, 몸의 긴장 완화를 촉진할 수 있습니다. 스트레스와 긴장은 모두 즐거운 생활을 방해합니다. 스트레스가 도를 넘으면, 면역기구의 힘이 저하되어 병에 더 잘 걸리게 됩니다.

저는 2년 동안 감기로 고생한 일이 없었는데, 세계 각지를 순회할 계획이 잡혀 있던 일주일 전에 감기에 걸리고 말았습니다. 출발 예정일을 앞두고 감기가 아주 심해졌는데, 어느 모임에 참석하기 위해 기차와 택시를 몇 번이나 갈아타고 기다리기도 한 날이었습니다. 그날 집에 돌아왔을 때에는 상태가 매우 나빴습니다. 머리가 지끈거리고, 콧속도 아프고, 콧물이 계속 흘렀습니다. 목 부분은 완전히 굳어버리고, 목구멍도 따끔따끔했습니다.

하지만 병에 걸리는 일은 말자고 생각했고, 쉴 틈도 없이 바빴던 저는 자리에 누울 틈도 없어서 에센셜 오일을 사용하기로 했습니다. 우선 라벤더 오일을 목과 두개골에, 그리고 부비강의 양옆에도 발랐습니다. 다음에 샌달우드 오일을 턱뼈 아래(림프선이 있는 곳입니다)에 바르고, 소량의 황설탕에 레몬 오일을 3방울 떨어뜨려 이를 복용했습니다. 밤에는 머틀 오일을 티슈에 1방울 떨어뜨려 이를 코와 입 위에 놓고 그 향을 흡입하면서 잠이 들었습니다.

그 다음날도 저는 평소처럼 일을 하면서 같은 치료를 행했습니다. 그리고 3일째 아침 눈을 떴을 때에는 감기가 나아 있었습니다.

●●● 니아울리의 기침약

· 니아울리 1방울과 맑은 벌꿀 1작은술을 컵에 넣고 잘 젓습니다. 이를 인후통으로 목이 간질간질할 때, 기침이 나올 때, 목소리가 잘 안 나올 때에 1시간 간격으로 조금씩 복용해 주세요.

>> 고통스러울 때의 대처법

다리가 골절됐을 때에는 나을 때까지 목발이 필요합니다. 다 나으면 목발은 버립니다. 우리들이 슬픔에 빠져 있거나, 불안할 때, 우린 때때로 뭔가 기분을 밝게 해주고 기분이 좋아지게 도와주는 사소한 것을 필요로 합니다. 그럴 때에는 자신의 감정을 다시 한번 컨트롤할 수 있게 됐다고 느낄 때까지 일랑일랑 오일과 클라리세이지 오일을 사용할 수 있습니다.

하지만 불행하게도 지금 영국에서는 몇 백만이나 되는 사람들이 트랭퀼라이저를 복용하고 있습니다. 이 사람들 가운데 대부분은 고통스러울 때 조그만 도움이 필요했던 것인데, 그 후 트랭퀼라이저의 상습 복용자가 되어버렸습니다. 이제 그것 없이는 견딜 수 없는 상태에 빠진 것입니다. 이 상태를 다리가 부러졌을 때 사용하는 목발에 비유할 수 있습니다. 그러나 이들 상습 복용자의 경우에는 다리가 다 나은 후에도 5년, 10년 계속 목발을 사용하여 이제 목발 없이는 어디에도 갈 수 없는 상태가 되어버린 것입니다. 이는 그야말로 이상한 일입니다. 어떻게든 바꾸지 않으면 안 됩니다.

심한 우울증 상태가 되어 무언가 조언을 구하러 의사를 찾는 사람이 많습니다. 그럴 때, 우선 대부분의 경우 의사는 트랭퀼라이저와 수면제를 처방합니다. 급성 우울증에 걸린 이런 사람들의 많은 수가 불행하게도 지금은 트랭퀼라이저 상용자가 되어버려, 이것 없이는 정상적으로 생활할 수 없습니다. 이것은 지금 중대한 문제인데, 최근의 한 조사에 의하면 영국에서는 500만 명이 정기적으로 트랭퀼라이저를 복용하고 있으며, 그 중 많은 이들이 5년 이상 장기 복용을 하고 있다고 합니다.

우리가 그것을 필요로 할 때에 이를 손에 넣을 수 있는 것도 중요합니다. 하지만 다리를 다쳤을 때, 목발을 사용하고 다 나으면 처분하 듯이 우울증의 경우에도 그럴 수 있어야 합니다. 우리들은 자신의 부 정적인 감정을 극복하기 위해 에센셜 오일의 도움을 받을 수 있고, 그 목적이 달성되면 에센셜 오일을 욕실에 그냥 둘 수 있습니다. 트 랭퀼라이저 상용자의 대다수는 폼잡는 중독자라고도 합니다. 그런 말을 들으면 저는 괘씸한 생각이 듭니다. 이 사람들에게 약물에 의존 하는 습관이 붙은 것은 약제의 무분별한 처방 때문입니다(엄마, 아빠 가 약에 익숙해져 있으면 아이들도 그렇게 되겠지요).

제 자신도 분명히, 고민이나 깊은 우울증에 빠지는 일이 있습니다. 그러나 저는 의사의 진찰을 받거나, 트랭퀼라이저를 복용하려고 생 각한 일은 한번도 없습니다. 친구에게 마사지를 부탁하든지, 방향욕 을 하든지 하여 항상 아로마테라피의 도움을 받아 왔습니다.

자신의 몸을 트랭퀼라이저로 억제하면 몸의 면역 기능도 함께 억 제되므로, 우리 몸에 침투하는 여러 가지 질환과 싸울 힘이 약해져버 립니다. 그 질환이 공기 중의 세균이나 바이러스가 원인이거나, 자기 자신의 부정적인 정서 때문이거나, 면역 기능이 온전히 그 기능을 다 할 수 없게 되어 우리들은 훨씬 더 상처 입기 쉬워집니다.

에센셜 오일에는 예방 특성이라는 것이 있습니다. 즉, 아로마테라 피는 이미 걸려버린 병을 고치는 것뿐만 아니라 환경 오염 및 정신적 충격, 금전상의 문제, 수면 부족 등에서 발생하는 스트레스를 예방하 기도 합니다. 일상 생활에서 에센셜 오일을 사용하는 것은 그대로 예 방 의학인 것입니다.

●●● 우울증에 효과가 있는 전신욕
· 클라리세이지 2방울+베르가못 2방울+일랑일랑 2방울

●●● 심신의 저항력을 길러주는 마사지
- 라벤더 10방울+베르가못 3방울+베이스 오일 50㎖
- 라벤더 2방울+베르가못 1방울+베이스 오일 10㎖
- 티트리 4방울+라벤더 4방울+베르가못 4방울+샌달우드 2방울+베이스 오일 50㎖
- 티트리 1방울+라벤더 1방울+베르가못 1방울+샌달우드 1방울+베이스 오일 10㎖

>> 스트레스에 대하여

중간 관리자의 '과로 증후' 는 지금 세계적으로 증가하고 있습니다. 어느 정도의 스트레스는 오히려 유익한 것으로 좋은 결과를 얻기도 하지만, 스트레스가 너무 심해지면 과로 증후를 초래합니다. 일상 중 위생에 주의하는 것처럼 매일 매일의 스트레스에 대해 배려를 하면, 몸과 마음이 견디지 못할 정도의 스트레스가 쌓이는 것을 막아줍니다.

차를 가지고 있는 사람이라면 누구나 정기적으로 엔진 오일을 체크해야 합니다. 차보다 사람이 중요하지 않은 걸까요? 이 물질 만능주의의 세상 속에서 우리들은 경제적인 논리와 이익을 추구하는 회사를 위해 너무 많이 일하고 있습니다. 우리들은 인간을 먼저 생각해야 할 것입니다.

우리들은 모두 수행해야 하는 많은 의무가 있습니다. 그러나 우리들에게는 그 무엇보다도 중요한 자기 자신을 돌보아야 할 의무도 있는 것입니다. 우리들은 기계가 아니므로 자기 몸에 주의를 기울일 필요가 있습니다. 그렇게 하면 스스로 자기 기능을 유효하게 발휘할 뿐만 아니라, 생명의 경이를, 또 생명의 원천을 정확하게 인식할 수 있기 때문입니다.

스트레스는 세계적으로 아주 큰 문제입니다. 우리들은 많은 임무와 의무를 짊어지고 있습니다. 우리 몸의 스트레스가 도를 넘게 축적이 되면 우린 안락함을 상실하고 병에 걸려버립니다. 인간의 몸이 이제 한계라고 외치면, 우리들의 책임과 의무는 모두, 누군가 다른 사람에게 대행시키지 않으면 안 되게 됩니다.

저도 사업을 추진하고, 책을 쓰고, 세계를 돌며 강연을 하고 또 세아이를 돌보고 하면서 많은 스트레스를 받고 있습니다. 제가 이를 능수능란하게 처리할 수 있는 비결은 좋아하는 에센셜 오일을 욕조에 조금 떨어뜨린 따뜻한 물에 몸을 담그고 긴장을 푸는 것과 에센셜 오일을 일상 생활 속에 다양하게 활용하는 것입니다. 천연 향기 속에서 호흡하면 저는 제가 아름다워지고 안정되어가는 느낌이 되며, 그날의 수고를 잊게 됩니다.

제게 있어 에센셜 오일은 신이 주신 선물의 하나입니다. 그 아름다움을 흡입하면, 그것은 우리들이 다시 한번 생명의 아름다움을 체험하도록 해줍니다. 그리고 저는 또 「바람과 함께 사라지다」의 주인공 스칼렛 오하라의 '내일은 내일의 바람이 분다' 라는 인생관으로 하루하루를 보내고 있습니다. 걱정거리를 너무 많이 가지고 있으면, 그어느 것도 적절하게 대처할 수 없다고 저는 생각합니다. 항상 제가 놀라는 것은 아무리 마음의 상처를 입고 있을 때에도, 어떤 고민을 가지고 있을 때에도 사람들이 제가 최상의 상태로 보인다고 말해 주는 것입니다.

●●● 긴장을 풀어주는 마사지
· 라벤더 7방울+제라늄 2방울+샌달우드 5방울+베이스 오일 50㎖

- 라벤더 2방울+제라늄 1방울+샌달우드 2방울+베이스 오일 10㎖ (가장 진정 효과가 높은 처방입니다.)
- 제라늄 5방울+라벤더 5방울+마조람 3방울+베이스 오일 50㎖
- 제라늄 1방울+라벤더 2방울+마조람 2방울+베이스 오일 10㎖

●●● 활력을 주는 마사지
- 로즈우드 9방울+오렌지 3방울+제라늄 1방울+베이스 오일 50㎖
- 로즈우드 3방울+오렌지 2방울+제라늄 1방울+베이스 오일 10㎖
- 로즈마리 6방울+클라리세이지 5방울+머틀 2방울+베이스 오일 50㎖

>> 무좀을 완치시킨다

면역기구는 음식 알레르기 때문에 상처 입는 경우가 종종 있습니다. 이 책의 다른 부분에서 제 아들이 유제품에 대해 알레르기가 있다고 밝혔습니다.

아들이 아직 어렸을 때에는 유제품에 손을 대지 못하게 하였습니다만, 14살이 되어 친구들과 나가 놀 때쯤에는 아이스크림과 마스 바(초콜릿의 일종)를 먹기 시작했습니다. 저는 아들이 발을 보일 때까지 문제가 생긴 사실을 몰랐습니다. 아들의 발가락과 발가락 사이에 피부가 죽어 있는 곳이 있었습니다. 바로 무좀이었습니다. 증세는 지금까지 제가 본 중 가장 심한 편으로, 병균이 진피(피부의 두 번째 층)에까지 침투해 있었습니다.

이틀 동안 저는 라벤더 오일을 더운물에 타, 아들의 발을 씻기고 발가락 사이사이에 티트리 오일을 적신 거즈를 끼워두었습니다. 아들 제임스는 아주 민감한 피부 타입으로 티트리 오일에 민감한 반응을 보였습니다. 그래서 라벤더 오일을 사용해 보았습니다만, 아들의 무좀은 완치되지 않았으므로, 저는 아들의 진균감염증이 확대되고 있는 것이 걱정되어 병원에 데리고 갔습니다. 의사는 하이드로코티즌 연고를 처방해 주었습니다. 아들은 그날 밤, 그 연고를 발랐지만 다음날 아침 발이 마치 풍선처럼 탱탱 부풀어 올랐습니다. 이런 나쁜 반응이 나타나고, 저의 에센셜 오일이 효과가 없는 것을 보고 전남편 (로버트 티셜랜드)에게 연락하기로 했습니다.

저는 스위트아몬드 오일을 베이스로 하여 갈릭 오일을 희석한 용액을 만들었습니다. 이 갈릭 오일에 대해 말하자면, 이것만큼 베이스 오일로 많이 희석해서 사용해야 하는 에센셜 오일도 없을 것입니다. 단 0.5% 농도에도 오랫동안 집 전체에 지독한 마늘 냄새가 배 있습니다. 아무튼 갈릭 오일을 이틀 정도 사용하자 진균의 확대가 정지하고 낫기 시작했습니다. 발가락 붕대는 3, 4시간마다 바꿔줄 필요가 있었습니다. 열과 가려움 때문에 제임스가 밤에 잠을 못 이루었기 때문입니다. 우선 라벤더 오일을 사용하여, 5분에서 10분 족욕을 시켰습니다. 그리고 거즈를 조심스럽게 제거합니다.

가위와 핀셋으로 희석하지 않은 라벤더 오일로 소독을 하고 아들의 죽은 피부를 잘라냈습니다. 그리고 발을 건조시킨 후, 갈릭 오일에 적신 거즈를 무좀에 걸린 발가락과 그 주위에 대고, 작은 구멍이 있는 테이프로 고정했습니다. 또 그 발 전체는 면으로 된 천으로 감쌌습니다. 나날이 감염 부위가 줄어들고 새로운 피부가 성장했습니다. 그런데 얼마간 지나, 저는 갈릭 오일이 새 피부에 수포를 만들어 피부를 벗겨버리는 것을 알았습니다. 이 시점에서 저는 갈릭 오일의 사용을 중지하고, 처음처럼 라벤더 오일에 적신 천을 발가락 사이사이에 사용했습니다. 제임스가 건강한 상태로 회복하기까지 5, 6주가 걸렸습니다. 그동안 아들에게 대량의 비타민과 허브 차를 섭취하게 했습니다. 그리고 효모를 포함한 식품은 일체 먹이지 않았습니다.

갈릭(마늘)은 아주 오랫동안 먹기도 하고 바르기도 하는 등 강력한 치료제라고 알려져 왔습니다. 제 친구는 어떤 사람이 대량의 마늘을 으깨어 비닐봉투에 담고, 거기에 발을 하룻밤 동안 넣었더니 무좀을 말끔히 고쳤다는 이야기를 들려주었습니다.

>> 흉부의 감염증

정통적인 현대의학의 치료를 받지 않고도 에센셜 오일이 얼마나 효력이 있으며, 심한 감염증과 싸울 수 있는 어떠한 힘을 가지고 있다는 것을 보여주는, 조금 두드러진 예를 들어보겠습니다. 이 예는 감염증에 걸린 사람이 혼수 상태였고, 따라서 환자 자신이 그 요법이 효과가 있을 것이라고 생각했다든지 정신력으로 병을 극복한 것이라는 등, 병을 치료하는 데 영향을 주는 것은 절대로 생각할 수 없는 경우였으므로 특히 설득력이 있습니다. 이 이야기를 제게 해준 사람은 제 친구인 침 치료가인데, 이번 예에서 치료자 역할을 한 여성입니다 (제 친구는 침을 배우기 전에 국가공인 간호사 자격을 가지고 있었습니다).

제 친구의 친구가 심한 교통 사고를 당해, 인공 호흡기를 장치한 채 장기 입원하게 되었습니다. 5, 6주나 혼수 상태에서 기계의 힘으로 숨이 붙어 있는 상태였습니다. 환자의 흉부에 생긴 감염증은 심하게 악화되어 의사들은 그 호흡기 질환을 고치기 위해 모든 방법을 시도하였습니다. 그러나 그렇게 해도 반응은 나타나지 않았습니다. 의사는 환자의 양친에게 '따님의 병은 아무래도 낫지 않을 것 같다'고 했습니다. 그때 제 친구는 양친과 병원의 컨설턴트로부터 대체요법의 허가를 얻어냈습니다.

환자가 인공 호흡 장치를 하고 있어 침을 사용할 수 없었기 때문에, 대신에 티트리 오일을 가슴 부분에 소량 발랐습니다. 그리고 인공 호흡 장치의 투입구에 티트리 오일을 몇 방울 발랐습니다. 이러한 방법으로 친구는 환자에게 이틀간 티트리 오일을 사용했습니다. 이 집중 처치 결과 흉부에서 유체(짙은 갈색이었습니다)가 나왔습니다. 그 다음부터 환자의 건강은 상당한 개선을 보이기 시작했습니다. 환자는 혼수 상태에서 깨어나서 지금은 양친과 함께 집에서 완쾌를 눈앞에 두고 있습니다.

●●● 림프선을 강화하는 마사지

· 티트리 3방울+라벤더 3방울+호호바 오일 10㎖
· 샌달우드 3방울+베르가못 3방울+호호바 오일 10㎖

(단, 이 블렌드 오일로 마사지를 하고 나서 3시간 이내에 햇빛을 쐬면 안 됩니다. 베르가못 오일을 포함한 감귤류 오일들은 광과민성이 있어 피부 트러블을 생기게 할 수 있기 때문입니다.)

>> 치조농루

1989년 봄의 일입니다만, 단순한 치통이라고 생각하던 증상이 악화되어, 치과에 가려고 생각했습니다. 하지만 이것이 송곳니의 뿌리 부분에 생긴 치조농루라는 것을 알았습니다. 환부가 부풀어올라 아프고 열이 났습니다. 치조농루의 보통 처방은 항생 물질을 사용하는 것인데, 저는 이를 복용하고 싶지 않아서 클로브 오일을 사용하였습니다.

클로브 오일이 치통 치료에 효과가 있고 또, 가벼운 마취 효과도 가지고 있다는 것을 알고 있었기 때문입니다. 클로브 오일은 좀 강해서 입 안의 점막이 견딜 수 있을지 자신이 없었지만 나쁜 반응은 아무 것도 없었습니다. 클로브 오일 덕분에 불쾌감이 줄어들고, 따뜻하면서 가볍게 마취된 느낌이 들었습니다. 하루에 2, 3회씩 3주 가까이 클로브 오일을 환부에 발랐습니다. 이 처치로 농루 부분이 줄어들면서 잇몸은 원래대로 돌아왔고, 잇몸에 조그맣게 부은 부분만 남게 되었습니다.

항생 물질을 사용하면 클로브 오일보다 훨씬 빠른 효과가 있었으리라 생각했지만, 저는 이 병을 고치는데 3주일 정도 기다릴 인내력이 있었습니다. 그리고 에센셜 오일이 얼마나 강력한 것인가 하는 것을 다시 입증하게 된 것에 만족했습니다. 또 저는 일련의 항생 물질 요법을 받지 않고도 극복할 수 있게 되어, 그 덕에 제 면역기구를 위험에 빠뜨리는 일없이 끝난 것도 기뻤습니다.

주의점

클로브 오일은 피부를 불쾌하게 자극하므로 입술이나 얼굴 등에 묻지 않도록 조심하세요 만약 그런 일이 있다면 식물성 오일(베이스 오일)을 잔뜩 발라 에센셜 오일을 희석해야 합니다.

>> 진정제를 끊으려면

2, 3년 전에 어떤 30대 여성을 소개받았습니다. 그 여성은 대단한 애연가로, 쌍둥이를 조산한 뒤부터 아티반(Ativan, 진정제) 정제를 하루 3번씩 복용하고 있었습니다. 조산한 쌍둥이 중 하나는 죽고, 한 아이는 인큐베이터의 힘으로 자라고 있었습니다. 이 여성은 아기가 죽은 것이 자기가 담배를 많이 피웠기 때문이라 생각하여, 심한 죄책감에 사로잡히고 우울증에 걸려버렸습니다. 이 우울증 때문에 아티반이 처방된 것입니다만, 이로부터 3년 반이 지나자 이제는 그만 약

을 끊어야겠다고 생각했던 것입니다.

저는 그 여성에게 우선 밤에만이라도 정제 복용을 그만 두도록 제안하고, 그 대신에 라벤더 오일을 사용하여 목욕을 할 것과, 또 필요하다고 느끼면 베개 언저리에 라벤더 오일을 1방울 떨어뜨릴 것을 추천했습니다. 그 여성은 이를 2주일 계속했습니다. 그리고 기분이 좋아지면서 자신에게 만족하며, 낮에 복용하는 정제도 줄이고 싶다고 말했습니다.

저는 클라리세이지 오일과 일랑일랑 오일을 그녀에게 주어, 이 여성이 자신감을 가지고 우울증과 싸우는 것을 도왔습니다. 이 에센셜 오일을 목욕물에 떨구든지, 뜨거운 물이 담긴 대야에 떨어뜨려 올라오는 김을 흡입하는 방법으로 사용하도록 하였습니다. 또 호호바 오일에 희석한 자스민 에센셜 오일로 향수를 만들어 일상 생활 중에 스트레스를 느낄 때마다 몸에 뿌릴 수 있게 선물하고, 이를 사용하도록 했습니다.

2개월 정도 지나자 아티반에서 손을 떼려고 했던 여성은 아로마테라피의 힘을 빌어 이에 성공했습니다. 여성은 아티반과 작별한 것을 매우 기뻐하며, 담배도 끊으려 마음먹었습니다. 아기를 또 가지고 싶었기 때문입니다. 자신의 의지에 아로마테라피의 도움도 받아서, 이 여성은 2, 3개월 걸려서 가까스로 담배를 끊을 수 있었습니다. 그리고 일년 후 건강한 아기를 얻었습니다.

>> **아로마테라피로 날씬하게**

에센셜 오일은 다이어트와 운동과 함께 사용한다면, 진지한 마음으로 날씬해지려 하는 사람들을 멋지게 돕는 작용을 합니다. 체중이 과다한 사람은 체액의 순환이 정체되어 수분이 체내에 체류하는 것을 방치하는 일이 종종 있습니다. 이는 대사 작용이 서서히 나빠지고 있는 것입니다. 주니퍼 오일은 자연의 이뇨제로 몸에 필요 없는 수분을 배설하도록 돕습니다. 주니퍼 오일은 짧은 기간이라면 소량씩(하루 1회, 설탕 위에 1, 2방울 떨어뜨려) 복용할 수 있습니다. 이렇게 하면 체내에서 수분을 감소시킬 수 있습니다. 몸 안의 독소를 제거하지 않으면 인체의 조직으로 축적되어 가지만, 수분이 배설되면 독소도 함께 나갑니다.

또 이 주니퍼 오일을 사이프러스 오일과 조합하여 마사지 오일로 사용하거나, 목욕에 사용할 수도 있습니다. 주니퍼 오일의 이뇨 특성과 사이프러스 오일의 수렴 특성이 일체가 되면, 완벽한 슬림 오일이 됩니다. 힙은 크지만 가슴이 작은 여성은 주니퍼 오일을 사용하여 좌욕을 하십시오. 이 경우에는 욕조 바닥에서 15㎝ 정도까지 더운물을 받고, 주니퍼 오일을 4방울 넣어 잘 섞이도록 저은 다음 욕조에 앉습니다. 하지만 욕조에 눕지는 마십시오. 유방의 무게는 줄이고 싶지 않을 테니까요.

살이 찐 사람들은 자기 체중을 생각하면 우울해지거나 자기가 어쩔 수가 없다고 생각해, 자기 체형을 더욱 망가뜨릴 음식을 먹으며 자신을 위로하곤 합니다. 이러한 유혹에 빠지지 말고 무얼 먹고 싶어 어쩔 수 없다면, 그 대신에 클라리세이지 오일과 일랑일랑 오일을 사용해 목욕을 해주세요. 기분을 밝게 해주는 향기로운 물의 힘으로 자기 몸에 자신을 가지게 되고 자기에게는 사물을 바꾸는 힘이 있는 거라고 확신할 수 있게 될 것입니다.

에센셜 오일을 사용하여 방향욕을 정기적으로 행하고 있으면 몸 전체가 튼튼해지고 피부색이 밝게 선명해지며 대사가 빨라지고 상태가 점점 좋아지는 것처럼 느껴져 물렁물렁한 살을 없애자는 결심이 한층 굳어질 것입니다.

●●● 날씬한 몸을 위한 마사지
· 사이프러스 7방울+주니퍼 6방울+베이스 오일 50㎖
· 사이프러스 2방울+주니퍼 2방울+베이스 오일 10㎖

>> 건강한 공기를 여행길에도
호텔 방은 앞서 머물렀던 사람에 따라, 여러 가지 병균에 감염될
수 있는 장소라고 생각합니다. 호텔에 머물러야 할 때 저는 늘 몇몇
에센셜 오일을 골라서 가지고 갑니다. 그 에센셜 오일을 방 전체에
또는 침구에 뿌리기 전에는 안전하다는 생각이 들지 않습니다.
개인적 취향에서 말씀드리면 저는 로즈우드 오일, 베르가못 오일,
라벤더 오일을 좋아합니다. 그러나 차갑고 습한 기후에 호텔 방이 썰
렁할 때에는 방 전체에 머틀 오일을 뿌립니다. 저는 이 방향이 심신
을 따뜻하게, 강하게 해주는 것을 알았습니다. 베르가못 오일은 녹색
이어서 하얀색에는 얼룩이 질 수도 있으므로 에센셜 오일을 사용할
때에는 저는 항상 신중을 기합니다. 저는 담배를 피우지 않으므로,
호텔 방의 재떨이에 따뜻한 물을 부어 에센셜 오일을 몇 방울 떨어뜨
리는 것을 좋아합니다. 요즘은 금연실을 만드는 호텔이 점점 늘고 있
어, 이 방법은 이제 쓸 수 없을지도 모릅니다.
방의 공기를 깨끗이 하는 데 도움되는 다른 에센셜 오일로는 티트
리 오일, 니아울리 오일, 레몬 오일, 유칼립투스 오일, 로즈 오일이 있
습니다. 자기가 가는 장소를 자기 집처럼 편안한 장소로 만들고 싶다
면, 좋아하는 에센셜 오일을 얼마간 휴대하면 좋습니다.

●●● 주위 공기를 향기롭게 하는 방향제

· 베르가못 2방울+레몬 3방울+제라늄 2방울+클라리세이지 5방울+바질 1방울

블렌딩된 오일을 100㎖의 물에 섞습니다. 그리고 10~20㎖ 정도를 방향 확산기에 넣고 향을 발산시킵니다. 또는 블렌딩한 오일을 2, 3방울씩 필요할 때에 열원(열을 발생하는 어떤 것이라도) 위에 뿌려주세요. 더 많은 양의 방향 블렌드를 만들 때에는 다음 레시피처럼 각 오일의 양을 늘리면 됩니다.

· 베르가못 30방울+레몬 30방울+제라늄 20방울

>> **입 안의 궤양**

입 안의 궤양은 몸이 지쳐 있을 때, 설탕이 많이 든 음식을 과하게 섭취했을 때 발생하는 것이 보통입니다. 크리스마스는 본인이 구내궤양에 걸린 것을 알게 되는 때입니다. 아무래도 여러 가지 단 것을 많이 먹게 되기 때문이지요. 입 안에 궤양이 생겼는지 어떤지는 바로 알 수 있습니다. 뭔가 단 것을 입 안에 넣으면 상처난 곳이 아파 오기 때문입니다. 따라서 먼저 해야 할 일은, 궤양이 나을 때까지 단 것을 피해야 한다는 것입니다. 몰약 오일 또는 티트리 오일은 입 안의 궤양을 치료하는 데 아주 좋은 에센셜 오일입니다. 저는 몰약 오일을 선호하는 편입니다. 이 에센셜 오일을 면봉에 칠해 이를 궤양이 생긴 부분에 댑니다.

그러나 몰약 오일의 맛이나 냄새가 정말 싫다는 사람도 많이 있습니다. 그런 사람들에게는 티트리 오일 쪽이 좋겠습니다. 몰약 오일도 티트리 오일도 입수할 수 없다든지, 둘 다 마음에 들지 않는다면 라벤더 오일도 상당히 효과가 있습니다. 어느 에센셜 오일로 해도 궤양

이 생긴 곳에 처음 댔을 때에는 약간 아프지만, 불쾌한 느낌은 바로 없어집니다. 하루에 2, 3회 이 치료를 하면 입 안의 궤양은 하루, 길어도 이틀이면 없어집니다.

>> 뾰루지에는

우리들은 때때로 얼굴에 뾰루지가 생깁니다. 그것도 어디 특별한 곳에 갈 때나, 가장 매력적으로 보일 때 생기는 것 같습니다. 뾰루지는 생리 직전, 또는 생리가 시작되면서 생기는 일이 종종 있습니다. 이는 몸 안에서 호르몬의 변화가 일어나기 때문입니다. 모공이 막힌 탓으로 얼굴에 뾰루지가 생기는 일이 자주 있지만, 이는 피부를 충분히 깨끗이 하려고 매일 노력하면 방지할 수 있습니다(131쪽의 '지성 피부 · 여드름 피부에는' 참고). 음식에 대한 알레르기도 원인이지만, 이 경우에는 원인이 되는 음식을 피하면 됩니다.

저는 제 자신이 유제품 알레르기라고 알고 있어서, 이를 식생활에서 배제하고 있습니다. 그러나 집을 떠나 있을 때에는 가끔 금단의 유혹에 빠지기도 하고, 이 때문에 뾰루지가 생기는 일이 있습니다. 그런 때에는 캠퍼 오일, 티트리 오일, 니아울리 오일, 라벤더 오일, 유칼립투스 오일 등 가까이 있는 어떤 에센셜 오일이라도 좋으니까, 이를 면봉에 묻혀 뾰루지에 직접 칠합니다. 이 응급 조치로 뾰루지가 하룻밤새 진정되는 경우도 자주 있습니다만, 이를 2, 3일 계속하면 완벽하게 없어집니다. 이때에는 또 몸의 정화 과정을 돕기 위해 깨끗한 물을 넉넉히 마시는 것과 식생활을 조심하는 것은 말할 것도 없이 중요합니다.

>> 지나친 일광욕

누구나 한두 번은 사소한 부주의로 피부가 햇빛에 너무 타서 로션을 바르며 후회한 일이 있을 것입니다. 저도 열아홉 살 때 스페인의 이비사(Ibiza) 해변에서 잠을 잔 후에 크게 후회한 적이 있습니다. 등은 완전히 빨갛게 익어 피부는 아주 심한 상태였기 때문에 살에 닿기만 해도 피부가 벗겨지고 아주 고통스러웠습니다. 당시 아로마테라피의 놀라운 효과를 알지 못했으므로, 나머지 휴일을 호텔에서 쓸쓸히 보낼 수밖에 없었습니다.

그때 라벤더 오일나 티트리 오일을 알았다면 얼마나 좋았을까요. 지금은 항상 라벤더 오일을 한 병 가지고 다닙니다. 라벤더 오일과 티트리 오일은 둘 다 너무 태운 피부를 진정시키고 치료하는 놀라울 만한 특성이 있습니다. 이 에센셜 오일들은 탄 피부의 범위가 얼마 되지 않는다면 직접 쓸 수 있지만 등같이 환부가 넓은 경우에는 희석하여 사용해야 합니다. 하지만 이때 베이스 오일은 사용하지 않는 것이 좋습니다. 베이스 오일은 열을 가지고 있어 증상을 더 불쾌하게 하기 때문입니다.

따라서 라벤더 오일이나 티트리 오일은 물로 희석합니다. 1 l 의 물에 5ml 의 라벤더 오일 또는 티트리 오일을 넣어 잘 흔들어 주세요. 목면 손수건 같은 부드러운 천에 이 로션을 묻혀 화상을 입은 부분에 댑니다. 천이 마르면 바로 다시 적셔서 합니다. 이 치료를 하면 열이 크게 내려가고 피부가 진정됩니다. 그리고 집이나 호텔로 돌아가면 미지근한 목욕물에 2~3방울의 라벤더 오일나 페퍼민트 오일을 넣어 목욕을 하면 효과적입니다.

습포를 하는 대신에 분무기에 미지근한 물을 넣고 라벤더 오일을 몇 방울 넣어 이를 피부에 분사해도 좋습니다. 이것으로 아픔은 바로 완화되지만 필요한 만큼 몇 번이고 반복해서 사용할 수 있습니다. 또 이때에는 알코올 음료는 금합니다. 몸은 상처를 받은 피부를 회복하기 위해 물을 필요로 하고 있는데, 알코올은 몸에서 체액을 빼앗기 때문입니다. 따라서 이 경우에는 물을 많이 마셔야 하고 술은 완치 후까지 금하도록 합니다.

주의할 점

뾰루지에 에센셜 오일을 그대로 쓰는 것은 예외이지만, 희석하지 않은 채 피부에 쓸 수 있는 것은 라벤더 오일과 티트리 오일뿐입니다 (티트리 오일에 내성이 없는 사람도 소수 있습니다. 이런 사람은 라벤더 오일만 사용해야 합니다).

>> 아이의 피부에 기미가 생겼을 때

2~3년 전의 일입니다. 막내딸아이가 2주간 아빠와 함께 스페인을 여행하고 돌아왔습니다. 딸아이를 보고 첫눈에 저는 너무 놀랐습니다. 검게 탄 딸아이 얼굴의 한 부분에 커다랗고 허연 반점이 생겨 있었습니다. 앞가슴과 양 팔, 등의 피부는 빨갛게 그을리고 수포와 죽은 피부가 섞여 있었습니다. 여기저기에 수포가 있었고, 피부가 벗겨진 부분엔 직경 5㎝ 이상의 기미(색소 침착)가 생겼습니다.

딸아이는 정말 비참했습니다. 상처가 아픈 것도 염려스러웠지만 흉측해서 마음이 더 아팠습니다. 딸아이는 그 상태가 오래 계속 될까 봐 염려했습니다. 딸아이의 피부가 그렇게 된 것이 태양 빛에 의한 알레르기 때문인지, 잘 모르고 사용한 선크림 때문인지 알 수 없었지만 이미 돌이킬 수 없는 일이었습니다. 미지근한 물에 라벤더 오일을 풀어서 딸아이를 목욕시켰습니다. 그 사이에 저는 베이스 오일에 도움이 될 만한 성분의 에센셜 오일들을 섞어서 마사지 오일을 만들었습니다. 베이스 오일은 하루에 5~6회 딸아이의 피부에 발라주어야 하므로 피부 투입이 빠르면서 끈적이지 않는 카밀라 오일을 사용하였습니다. 그리고 로즈힙 시드 오일도 약간 섞어 보았습니다. 로즈힙 시드 오일은 피부 재생 능력이 있기 때문입니다. 저도 이 오일을 스킨 케어에 사용하고 있었기 때문에, 빠르게 피부를 재생하여 젊어 보이게 하는 특성이 있다는 것을 알고 있었습니다.

제가 고른 에센셜 오일은 라벤더, 니아울리, 로즈, 티트리, 샌달우드였습니다. 라벤더를 고른 것은 지나치게 태운 피부에는 가장 효과적인 약제일 뿐 아니라 작용이 부드러워서 염증으로 따가운 피부를 진정시킬 수 있기 때문입니다. 티트리 오일을 섞은 이유는 이 에센셜 오일이 화상 치료제로 가장 유명할 뿐만 아니라 세균의 감염을 막아주기 때문입니다. 샌달우드 오일은 이미 몇 세기 동안 건조한 피부를 보습해 주고 촉촉하게 해주는 데 사용되어 왔습니다. 니아울리 오일은 화상을 치료하는 데 효과적이고 부드럽게 작용하며 넓게 드러난 피부 감염증을 억제하는 힘이 강하므로 이미 감염증을 일으키려 하는 딸아이의 피부 수포를 치료하고 싶었습니다.

로즈 오일을 선택한 이유는 진정, 치유, 살충 소독 등의 특성 때문이었습니다만 무엇보다도 이 에센셜 오일의 향이 기분을 밝게 해주고 원기 회복에도 도움을 준다는 점이 로즈 오일을 선택한 이유였습니다. 저는 로즈 오일이 발하는 향이 딸아이의 비참해 하는 표정과 기분을 밝게 해주어, 고통이 일시적이라는 것을 딸아이가 확신할 수 있을 것이라고 믿었습니다.

제가 이 특별한 오일을 조합하는 동안에 딸아이는 라벤더 목욕을 즐기며 편안해졌습니다. 조심스럽게 몸을 닦아 물기를 말리고 나서 준비한 마사지 오일을 몸에 발라주었습니다. 매일 밤 라벤더 오일로 목욕을 하고, 아로마테라피 오일을 여러 차례 발라주었습니다. 이렇게 트리트먼트를 시작하여 2주가 지나자 딸의 피부는 약 50%가 치유되었습니다.

여름 방학이 끝나고 9월 초에 학교에 가야 할 때가 다가오자 딸아이는 무척 걱정스러워 했습니다. 급성 '과도한 일광욕으로 인한 수포'의 단계는 벌써 지나서 딸은 많이 편해져 있었습니다만 학교에 가서 친구들이 놀릴까봐 걱정되었던 것입니다. 딸은 얼굴과 몸에 반점이 생긴 걸 걱정했지만 별다른 일은 생기지 않았습니다. 저는 딸아이의 피부에 저의 특제 블렌드 오일을 계속 발랐습니다(횟수를 차차 줄여서 이때에는 하루에 한 차례만 바르고 있었습니다). 학기의 중간 연휴가 시작될 때까지는 딸아이의 피부가 완전히 나아서 기미도 보이지 않게 되고 여름휴가 때의 그 끔찍한 고통도 이미 먼 옛날 일이 되어 있었습니다.

●●● 기미(색소 침착)에 바르는 블렌드
· 라벤더 1방울+니아울리 3방울+로즈 1방울+샌달우드 3방울+티트리 2방울+로즈힙 시드 오일 5㎖+카밀라 오일 25㎖

>> 족욕으로 발을 산뜻하게
대야 가득히 미지근한 물에(욕조에 조금 받아 욕조 가장자리에 걸터앉아도 됩니다) 페퍼민트 오일을 2~3방울 넣어 15분 정도 발을 담그면 아주 기분이 좋아집니다. 페퍼민트 오일은 믿을 수 없을 만큼 냉각 작용이 강한 천연의 멘솔을 포함하고 있으므로 효과가 아주 빠르게 나타납니다.

발에서 악취가 나는 것도 큰 문제입니다. 여자보다 남자의 경우가 많은 듯한데 이는 남자가 더 두터운 양말을 신고, 무거운 구두를 신기 때문이겠지요. 사이프러스 오일은 천연의 방취제로, 이걸 자주 사용하면 악취를 최소 한도로 막을 수 있습니다. 사이프러스 오일을 5방울 넣어 매일 족욕을 하세요.

>> 두통에는 이렇게

두통이라는 병은 제약회사에게는 대단한 벌이가 되므로 끊임없이 빠른 효과를 보이는 두통약을 팔기 위해 TV 광고에 몇 백만 파운드라는 돈을 쏟아붓고 있습니다.

어깨 결림이 두통의 원인이 되는 일이 종종 있습니다. 목 부분이 지탱해야 하는 머리의 무게를 생각하면 이는 그리 놀랄 일은 아닙니다. 또 우리들이 학교건, 차고이건, 사무실이건, 독서에 몰두할 때, 항상 긴장하고 있는 것이 목 뒤의 근육입니다.

목 근육이 너무 긴장하여 두통이 생긴 경우에는 목 근육 부분에 라벤더 오일을 조금 발라 문지르면 두통을 빠르게 또, 안전하게 줄여줄 수 있습니다. 이는 아스피린이나 파라세타몰 등의 약을 복용하기보다 훨씬 합리적입니다. 이런 약품의 경우에는 무엇보다 먼저 소화가 되어 혈류 안에 들어가는 식으로 해서 뇌까지 여행을 한 다음에 거기서 아픔을 덜어야 하기 때문입니다.

또 하나 자주 두통의 원인이 되는 것은 눈의 긴장입니다. 눈이 긴장하여 두통이 생긴 경우에도 라벤더 오일을 양쪽 관자놀이와 이마에 살짝 문질러 바르면 효과가 있습니다. 그러나 두통이 어떻게 생겨났는지 확실히 따져 무언가 조치를 강구하는 것을 피하는 것이 좋을 때도 있습니다. 제 경우를 말씀드리면 두 가지 이유로 두통이 발생합니다. 그 하나는 먼 거리를 장시간 운전하고 식사도 제대로 하지 않고 충분한 휴식을 하지 못한 경우입니다. 이럴 때 생기는 두통은 단지 제가 휴식을 필요로 한다고 알려주고 있는 것뿐입니다.

또 비슷하게 머리 속에서는 1시간마다 5분 휴식이 필요하다는 것을 알면서도 깜빡 잊고 오랜 시간 컴퓨터 작업을 한 경우입니다. 저는 웬만하면 그런 일은 하지 않습니다만, 그렇게 되면 제 머리는 알람시계처럼 삐삐 아파 오면서 '자, 일어나서 이 기계를 놓고 나갈 때야'라고 알려주는 것입니다. 그런 때에 저는 외출하여 신선한 공기를 마시든지, 아로마 포트에 편안하게 해주는 에센셜 오일을 2~3방울 넣고 20분 정도 누워 있거나 합니다.

두통이 구역질과 함께 생겼을 때에는 그것이 두통이건 편두통이건, 가장 잘 듣는 약은 꿀물에 섞은 페퍼민트 오일입니다. 이 혼합물을 작은 숟가락으로 떠 마시면 구역질과 두통이 빠르게 없어집니다. 과식이나 소화불량으로 생긴 두통은 페퍼민트 오일을 티슈에 떨어뜨려 이를 자주 맡으면 좋아집니다. 그러나 두통에 가장 좋은 치료법은 일을 그만두고 침대에 누워 깊이 잠드는 일뿐일 경우도 있습니다. 그런 때에는 베개 언저리에 라벤더 오일을 1~2방울 떨구어주면 효과적입니다.

>> 소화불량에는

소화불량은 여러 가지가 원인이 되어 일어납니다. 급하게 먹거나, 시간이 없다고 서둘러 음식을 넘기거나, 밤늦게 식사를 하고 이것이 소화되기도 전에 자는 것 등등은 소화불량의 원인이 됩니다.

소화불량의 불쾌함을 빨리 없애기 위해서는 각설탕이나 가능하면 꿀물(작은술 하나의 꿀에 2, 3배의 온수를 넣어 만듭니다)에 페퍼민트 오일을 1방울 떨어뜨려 이를 섭취합니다. 저는 따뜻한 꿀물이 페퍼민트 오일의 효과를 대단히 빨리 발휘시켜 준다는 것을 알았습니다. 제가 소화불량으로 잠들지 못한다든지, 기분이 불쾌해졌다든지 하는 경우에 이 페퍼민트 오일을 사용해서 효과가 없었던 때는 한번도 없었습니다.

고창(뱃속에 가스가 차는 증상)일 경우에도 똑같이 각설탕이나 꿀물에 페퍼민트 오일을 복용하면 개선시킬 수 있습니다. 작은 컵 하나의 온수에 이 에센셜 오일을 1방울 넣어 작은술 반 정도의 꿀과 잘 섞어 마시면 반드시 효과가 있습니다. 그러나 고창에는 변비가 따르는 경우가 자주 있습니다. 변비로 고민하는 사람들은 누구라도 둔부를 마사지하면 좋습니다.

●●● 소화가 잘 안 될 때

· 컵에 꿀(또는 각설탕) 1/2작은술을 넣고 온수를 따른 다음 페퍼민트 오일을 1방울 떨어뜨려 잘 저은 후 이를 작은 스푼으로 조금씩 마십니다.

>> 치통으로 고생할 때

이가 아픈 때에는 클로브 오일이 옛날부터 사용되어 왔고, 오늘날에도 잘 듣습니다. 영국의 약국에서 대부분의 에센셜 오일이 자취를 감췄지만 클로브 오일은 여전히 목록에 올라 있어, 지금도 대부분의 약국에서 판매하고 있습니다. 클로브 오일에는 가벼운 마취 작용이 있으므로 이것을 바르면 국부적으로 신경을 마비시킵니다. 탈지면이나 면봉에 이 에센셜 오일을 1방울 발라 아픈 이 부분에 댑니다. 페퍼민트 오일을 사용해도 잘 듣습니다.

>> 치질에는

치질은 매우 고통스러우므로 오랫동안 치질로 고생해 왔거나, 지금 고생하고 있는 사람들은 모두 이게 나았으면 하고 바라면서 남몰래 고민하고 있습니다. 수술을 하여 잘라내는 것이 널리 쓰여지는 방법이지만, 이것은 최후의 수단으로 생각해야 합니다. 사이프러스 오일은 자연의 수렴제로 대부분의 치질을 마치 마법처럼 수축시켜 줍니다. 단지 한번, 사이프러스 좌욕(대야 하나의 온수에 사이프러스 오일을 5방울)을 한 것만으로, 치질이 줄어들어 없어졌다고 얘기해 준 친구가 몇 명이나 있습니다. 이 사이프러스 오일을 사용한 좌욕은 하루 한번씩, 치질이 없어질 때까지 계속합니다.

하지만 사이프러스 오일을 희석하지 않고 그대로 환부에 바르면 어떨까 따위는 생각하지 마세요. 그러면 불쾌감이 한층 더해질 뿐이기 때문입니다. 작은 병 하나의 물에 사이프러스 오일을 20방울 넣고 잘 흔들고 좌욕을 할 때마다 이를 이용하도록 하는 것이 현명한 방법입니다. 병의 물에 에센셜 오일을 넣고 흔들면 에센셜 오일은 물에 잘 분산됩니다. 치질은 변비일 때 생기는 일이 많습니다. 따라서 식생활에 신경을 써주세요. 설탕을 넣은 음식과 정백 소맥분으로 만든 식품류는 피하고, 대신에 정백하지 않은 식품류와 신선한 야채를 취하도록 해야 합니다. 치질로 고생하는 사람은 앞서 말한 사이프러스 오일을 섞은 물병을 직장에도 가져가 화장실에서 탈지면에 적셔 환부에 대주는 방법이 있습니다.

>> 고혈압인 사람에게는

라벤더 오일에는 진정 작용이 있고 또, 혈압을 내리는 힘이 있습니다. 저는 이 에센셜 오일을 고혈압으로 고민하는 몇몇 사람에게 추천

해왔습니다. 제 어머니도 고혈압이어서 항상 라벤더 오일을 넣어 목욕을 하는데, 의사가 처방한 약제를 벌써 오랫동안 복용하지 않아도 되게 되었습니다.

물론 항상 라벤더 목욕이 가능한 것은 아니므로, 무언가에 화가 나거나 흥분해 있다고 느낄 때에는 라벤더 오일을 티슈에 조금 떨어뜨려 2, 3분 그 향을 흡입하도록 하고 있습니다. 당신이 고혈압이라면, 병원 약의 복용을 그만두기로 마음먹었다면, 반드시 의사와 먼저 상담해야 하는 것은 물론입니다. 라벤더 오일의 혈압 강하 작용은 강력하므로, 본인이 저혈압이라는 것을 아는 사람은 이 에센셜 오일을 절대 사용하지 말아야 합니다.

>> 유행성 독감에는 라벤더 오일을

아로마테라피를 이용해 감기를 빨리 낫게 하고 유행성 독감에 걸려 있는 시기를 짧게 할 수 있습니다. 욕조에 적당 온도의 물을 받습니다. 그리고 라벤더 오일을 베이스 오일에 섞어 몸에 바릅니다. 특히 흉부와 목 뒷부분에는 정성 들여 발라주세요. 그리고 욕조에 10분 정도 들어가 있습니다. 그리고 재빨리 몸을 말려 그대로 잠자리에 드십시오.

이 치료를 하면, 감기와 유행성 독감의 괴로움이 훨씬 덜어지는 것은 보통이고, 때에 따라서는 하룻밤새 이런저런 증상이 깨끗이 없어지는 경우도 있습니다. 라벤더 오일은 목욕탕의 열기를 빌어 체내에 들어가 몸에 침입한 바이러스를 죽이기 시작하면서 면역기구의 힘을 강하게 해주고, 나아가 많은 항체와 백혈구를 만들게 합니다.

이 밖에도 샌달우드 오일, 머틀 오일, 니아울리 오일, 티트리 오일, 레몬 오일 등 감기 바이러스와 싸울 수 있는 에센셜 오일이 몇몇 있습니다. 이 오일들은 각각 단독으로 사용해도, 섞어 사용해도 좋으나 반드시 밤의 목욕에 사용하도록 해주세요.

●●● 유행성 독감에 바르는 오일
· 라벤더 10방울+너트류 베이스 오일(스위트아몬드 오일, 피넛 오일, 호두 오일 등) 10㎖

>> 몸살이 겹친 독감에는

전에 어떤 TV 프로에서 「로크아웃(lockout, 직장 폐쇄 또는 자동 잠금 장치라는 의미)」이라는 것이 있었습니다만, 이 타이틀을 현대의 유행성 독감의 특징 그대로 적용해볼 수 있습니다. 지금까지 저는 몇 번 유행성 독감에 걸렸습니다. 하지만 최근에 걸렸던 유행성 독감의 바이러스는 정말로 저를 '로크아웃' 되게 했습니다.

새로운 저술에 착수하기로 한 일주일 전의 일이었습니다. 눈을 뜨니 저는 아픔이 느껴지며 불쾌감도 들었습니다. 괴로움에 시달리는 꿈을 꾸었는데, 눈을 뜨고 나서야 그것이 단지 악몽 때문만이 아니었던 것을 알았습니다. 머리가 아프고 목이 굳어 고통을 느꼈습니다. 그야말로 유행성 독감의 증상입니다. 머리를 들려 하니 너무 아파 견딜 수가 없었습니다. 만약 이것이 과음으로 인한 증상이었다면, 죽어도 다시는 술을 마시지 않겠다고 맹세했을 것입니다. 오전 10시에 약속이 있었습니다. 애써 그 약속은 지켰지만 그 다음에 저는 만사를 제치고 36시간 동안 오로지 잠만 잤습니다. 그리고 나서 미네랄 워터를 마시고 몸 여기저기에 에센셜 오일을 문질러 발랐습니다.

우선, 든든한 오랜 친구 같은 라벤더 오일을 목덜미와 정수리에 발라 두통과 목이 굳어 있는 것을 완화시키려 했습니다. 생각대로 이것은 잘 들었습니다. 유행성 독감에 걸리면, 보통 척추와 손발에 통증이 있으면서 무기력해지는데, 이때는 그것과 달랐습니다. 양 다리의 장딴지가 무척 아픈 것입니다. 마치 마라톤을 한 것 같았습니다. 장딴지가 어떻게 된 게 아닐까 하는 생각까지 들었습니다. 또 양 팔뚝이 5, 6시간 웨이트 트레이닝을 한 것 같은 느낌이었습니다. 그 근육을 건드릴 수 없을 만큼 통증이 심했습니다. 하지만 그런 아픔과 불쾌감보다 심했던 것은 전신의 피로감이었습니다. 죽을 것 같은 느낌이 바로 이런 것인가 하고 생각할 정도였습니다.

침대에 누운 채 어떤 에센셜 오일이 이 증상에 효과가 있을까 생각했습니다. 유행성 독감이 바이러스에 의한 것이라는 것은 상식입니다. 바이러스는 인간의 몸 그 자체의 방어기구로 죽여야 한다는 것도 모두 알고 있는 일입니다. 바이러스에 대한 몸의 전투를 응원할 에센셜 오일을 몇 가지 알고 있습니다. 그 바이러스 탓으로 장딴지와 팔뚝이 아픈 것이라 생각한 저는, 라벤사라 오일을 희석해 사용하기로 결정했습니다.

라벤사라(Ravensara aromatica)라는 식물은 식물학적으로는 로렐(월계수)과 가까운 나무입니다(모두 녹나무과의 수목). 이 두 나무는 향기도 상당히 닮아 있습니다. 라벤사라는 마다가스카르와 오스트레일리아에서 자라고 있고 여기에서 채취되는 에센셜 오일은 프랑스의 의사들이 바이러스 감염증, 특히 그 중에서도 기도의 바이러스 감염증을 치료하는 데 사용하고 있는 에센셜 오일의 하나입니다. 저는 100ml의 카밀라 오일에 2ml의 에센셜 오일을 첨가했습니다. 그리고 그 블렌드 오일을 장애가 있는 다리, 팔, 목에 충분히 발랐습니다.

다음날 아침, 저는 평소 하던 일들을 너끈히 해낼 수 있었습니다. 또 신문 취재 한 건, 라디오 취재 세 건, 거기다 책 사인회 등이 들어 있는 앞으로의 일주일 일정을 잘 해낼 자신이 생겼습니다. 그리고 그날 아로마테라피 선생과 얘기를 하면서 제가 막 유행성 독감을 극복했다는 이야기를 했습니다. 그러자 그녀는 티트리 오일을 발바닥에 사용했냐고 묻고, 이 에센셜 오일을 희석하지 않은 채 사용하기를 권했습니다. 에센셜 오일은 매우 용도가 다양하다 보니 항상 새롭게 더배우고 이해하게 됩니다. 저는 항상 편견을 가지지 않고 무언가 새로운 일에 도전하는 성격입니다. 그래서 그 후 며칠 동안 저는 정기적으로 양말을 벗고 발에 희석하지 않은 티트리 오일을 발랐습니다. 이렇게 아로마테라피는 저를 또 구해주었습니다. 라벤더 오일, 라벤사라 오일, 티트리 오일을 신중하게 사용하여, 저는 병에 걸린 지 며칠되지 않아 업무를 재개할 수 있게 되었습니다. 하지만 완전히 정상으로 돌아오기까지 상당한 시간이 필요했던 것은 인정하지 않을 수 없습니다. '집에 등불은 켜져 있어도 아무도 없다'는 대사는 그 주의 제상태와 똑같습니다. 그러나 어쨌든 저는 새로운 책에 착수하는 계획만은 지킬 수 있었습니다.

●●● 몸살이 겹친 유행성 독감에 바르는 오일

· 라벤사라 2방울+카밀라 오일(또는 다른 베이스 오일) 100㎖
  블렌딩한 오일을 장딴지, 팔뚝, 그 밖의 필요한 곳에 바릅니다.

>> 배에 오는 감기

영국의 여왕을 비롯해 왕실의 몇몇 분이 배에 오는 감기로 쓰러졌다는 신문기사를 읽은 2, 3일 후, 저도 이 1990년대 초반에 영국을 대규모로 습격한 많은 역병 중 하나의 희생자가 되었습니다.

그 전날 밤, 저는 기분 좋게 잠들었습니다. 그런데 다음날 아침 일

찍 눈을 뜨니 머리가 깨질 듯이 아프고 구역질이 났습니다. 머리와 목에 라벤더 오일을 바르니 두통은 많이 좋아졌지만, 구역질은 전혀 진정되지 않았습니다. 호메오파시의 도움을 받을 수 없을까 하고 약품에 관한 책들을 훑어보았습니다.

하지만 두통이 좋아졌으므로 독서를 그만 두고 부엌으로 가서 페퍼민트 오일을 넣은 꿀물을 만들었습니다. 작은술 하나의 꿀에 페퍼민트 오일을 1방울 넣어 잘 섞은 후, 1컵의 온수를 부으면 완성입니다. 꿀물을 가지고 침대로 돌아와 조금씩 마셨습니다. 페퍼민트 오일은 위의 상태를 좋게 해주기 때문에 구역질을 진정시키는 작용이 있고 또 입 안에 남기 쉬운 불쾌한 뒷맛을 제거해 줍니다. 더욱이 이 에센셜 오일은 위장 상태가 좋지 않을 때 발생하기 쉬운 열을 내려주는 데 도움이 됩니다. 급성 소화불량으로 상태가 나쁜 경우와 괴로운 때 등에 페퍼민트 오일을 이용할 때마다 저는 이 에센셜 오일의 빠른 회복력에 항상 놀라며 감사하는 마음이 듭니다.

페퍼민트 오일은 몇 백년 동안 건위제로서 유명했습니다만, 이것은 허브차로서 처방되는 것이 보통이었습니다. 페퍼민트 오일을 다량 복용하면 위장을 자극할 위험이 있습니다만, 소량의 페퍼민트 오일은 우리들의 평상시 생활에서 항상 접촉하고 있습니다. 예를 들면 치약에는 '반드시'라고 해도 좋을 정도로 페퍼민트 오일이 배합되어 있고, 많은 구강 청결제에도 주요 성분으로 첨가됩니다. 이 에센셜 오일은 과자류의 제조에도 널리 사용되어 껌과 과자향에 첨가되는 것은 모두 잘 알고 있을 것입니다.

순수한 페퍼민트 오일은 우리 집 부엌에 준비해두는 필수품의 하나로, 만약 제가 무인도에 표류하는 일이 있다면 무슨 일이 있어도 가져가고 싶은 에센셜 오일 중 하나입니다. 하지만 페퍼민트 오일을 구입할 때에는 그것이 순수한 것, 즉 서양박하(Mentha piperita)를 원료로 한 것인가를 확인할 필요가 있습니다. 민트 오일에는 스피아 민트(Mentha spicata)와 저패니즈민트(Mentha arvensis, 지금은 치약 향료로만 사용되고 있습니다) 오일 등, 여러 에센셜 오일이 있고 어느 것이라도 입수할 수 있지만 페퍼민트 오일 이외의 것은 방향에서도 맛에서도 또 그 향기의 강도면에서도 페퍼민트 오일을 따를 수 없습니다.

>> 나쁜 것 안에서 좋은 것을 찾아낸다

감기에 걸리고 싶다든지 종일 구역질을 하고 싶다고 생각하는 사람은 있을 턱이 없습니다. 저도 병에 걸리고 싶다고 생각한 일은 물론 없습니다. 그러나 급성 질환은 불행하게 보이지만 실은 고마운 것일 수도 있습니다. 예를 들면 제가 책을 집필하면서 밤늦게까지 일어나 있어야 했을 때 커피를 마시는 악습에 빠졌습니다. 그 습관을 깨끗이 고치려고 했지만 겨우 하루에 마시는 커피량을 1컵으로 줄이는 데만 성공했을 따름입니다. 아무리 고생을 해도 한 잔의 커피를 마시지 않고 아침을 보낼 수가 없었습니다.

그러던 중 유행성 독감에 걸렸습니다. 그러자 커피가 보기도 싫어졌습니다. 24시간 내내 목이 말랐으므로 자연스럽게 미네랄 워터 섭취량이 늘었습니다. 감기가 나은 후에도 저는 미네랄 워터를 계속해 마셔대, 커피를 마시고 싶다는 생각이 사라져버렸습니다. 바로 얼마 전 저는 커피를 한 잔 마셔 봤습니다. 아직 제가 커피 맛을 즐길 수 있을지를 확인하고 싶었던 것입니다. 그런데 전 커피 냄새조차 시시하게 느껴졌습니다.

우리들 인간은 습관의 노예입니다. 이것은 커피 회사에게는 좋은 일이겠지만 우리들에게는 좋은 것이 아닙니다. 그런 습관을 바꾸는 것은 쉬운 일은 아닙니다. 그렇다면 담배를 피우는 것, 커피를 마시는 것, 술을 마시는 것 등 한번 친해지면 쉽게 그만둘 수 없는 습관과 완전히 결별할 찬스는 우리가 병이 들었을 때가 아닐까요? 그 병과 함께 그러한 악습을 벗어던질 수 있을 것입니다. 저는 점점 병과 건강은 그야말로 음지와 양지 같은 것으로 좋은 것 안에는 항상 나쁜 것이 있고 또 반대로 나쁜 것 안에는 반드시 좋은 것이 숨어 있다는 생각이 확신으로 굳어지고 있습니다. 지금 병에 걸려 있다는 사실을 긍정적으로 여길 수 있게 된다면 내일의 건강을 보다 잘 지킬 수 있는 기회가 얻어지는 것입니다.

>> 인후염이나 인후통에는

인후(목)의 염증이라는 것은 어떤 감염 병원체가 몸 안에 들어가려고 하여, 면역기구가 그로부터 열심히 몸을 지키는 상태를 나타내는 것이 보통입니다. 우리들은 티트리 오일이나 라벤더 오일, 레몬 오일 등을 한 컵의 물에 1방울 떨어뜨려 이것으로 양치하면 몸이 병원체와 싸우는 것을 도와줄 수 있습니다.

샌달우드 오일에는 대단히 강력한 항균력이 있어, 대부분의 항생물질과 비슷한 정도로 효과적으로 연쇄구균과 포도구균을 죽일 수 있습니다. 인후통에 걸렸다고 생각되면 저는 반드시 바로 샌달우드 오일을 1방울 복용하고 있습니다. 이 에센셜 오일의 맛은 매우 씁니다만, 충분한 가치는 있다고 생각합니다. 단 한번 사용으로 인후통이 더 이상 악화되지 않기 때문입니다. 샌달우드 오일은 꿀물에 2, 3방울 넣어 마시면, 더 기분 좋게 복용할 수 있습니다. 이를 1작은술을 1시간 정도 간격으로 몇 번 복용합니다. 샌달우드 오일은 완화 작용을 보일 뿐만 아니라 가볍게 마취시키는 힘도 있으므로 목의 통증을 덜어줍니다.

주의할 점

이 샌달우드 오일은 반드시 진품인 인도 마이솔 산의 샌달우드 오일이어야 합니다. 또 화학물질을 첨가한 샌달우드 오일도 지방유를 탄 샌달우드 오일도 안 됩니다. 따라서 신뢰할 수 있는 회사에서만 사도록 해주세요.

●●● **목이 간질거릴 때**

· 니아울리 1방울과 벌꿀 1작은술을 작은 컵에 넣어 잘 젓습니다. 목이 간질거리고 기침이 나올 때, 또 목소리가 안 나오게 됐을 때에 이를 조금씩 1시간마다 복용합니다.

>> **대상포진에는**

면역기구의 활동이 약해졌을 때, 지금까지 수두 바이러스에 당한 적이 없는 어른은 아이한테서 간단히 이 병이 옮는 수가 있습니다. 이때 나타나는 증상은 수두가 아니라, 대상포진(herpes zoster)입니다. 이는 대단한 통증이 동반되는 경우가 있습니다.

몸 안에서 휴면하고 있던 수두 바이러스가 면역기구의 힘이 쇠약해졌을 때 잔뜩 증식하는 것입니다. 이것에 걸렸다면 환부를 아주 엷게 희석한 라벤더 워터에 적신 천으로 습포를 합니다. 이때 중요한 것은 면역기구의 활동이 정상으로 되돌아오도록 하는 것입니다. 그 방법의 하나는 방향욕을 하는 것입니다.

●●● 대상포진에 효과가 있는 로션

· 페퍼민트나 라벤더 또는 제라늄 오일 1방울을 1ℓ 물병에 넣고 뚜껑을
닫은 다음 잘 흔듭니다. 병의 내용물을 반만 남겼다가, 다시 물을 넣어
가득 채운 뒤 잘 흔듭니다. 또 한번 이 과정을 반복합니다. 이렇게 하면
1ℓ 의 물에 1/4방울의 에센셜 오일이 들어 있는 셈이 됩니다. 이 로션
은 열이 있고 근질거리는 피부를 시원하게 하는 힘이 있습니다. 페퍼민
트 오일, 라벤더 오일 대신에 제라늄 오일을 사용할 수도 있습니다.

>> 구취를 방지하기 위해

구취는 여러 가지 원인으로 발생합니다. 양념이 강한 것, 진한 맛
의 음식을 먹었을 때에도 그렇게 될 것입니다. 바빠서 식사도 못하고
커피 한 잔을 마셨을 뿐인데도 입에서 냄새가 나기도 합니다. 걱정거
리가 계속 있을 때, 병이 났을 때, 변비일 때, 무언가를 참아서 신경질
적일 때, 이러한 경우에는 특히 자기 입냄새를 의식하게 될 것입니
다. 구강 청결제와 스프레이 등은 많이 판매하고 있습니다만, 공통적
으로 얘기할 수 있는 것은 전부 자연의 산물이 아니라는 것입니다.

구강 청결제는 나중에 얘기할 피부에 사용하는 플로럴 워터와 같
은 방법으로 만들 수 있습니다만, 구강 청결제 쪽은 플로럴 워터보다
에센셜 오일의 농도가 진한 점이 다릅니다. 구강 청결제의 경우는 그
맛이 상쾌하고 또 살균력이 있는 몇몇 에센셜 오일을 사용할 수 있습
니다. 이들 에센셜 오일은 각각 단독으로 사용해도 좋고 두세 종류를
혼합하여 사용할 수 있습니다.

이런 에센셜 오일에는 페퍼민트 오일, 바질 오일, 레몬 오일, 라벤
더 오일, 클라리세이지 오일, 티트리 오일, 베르가못 오일, 로즈 오일
을 들 수 있습니다. 이 향기로운 구강 청결제는 단단한 마개가 있는

병에 넣어 어두운 곳에 두면 수주일 동안 쓸 수 있습니다.

●●● **구강청결제 만드는 법**

· 페퍼민트 1방울+레몬 1방울+클라리세이지 1방울+미네랄 워터 100㎖

· 로즈 1방울+베르가못 1방울+미네랄 워터 100㎖

· 티트리 1방울+라벤더 1방울+미네랄 워터 100㎖

· 오렌지 1방울+레몬 1방울+미네랄 워터 100㎖

제6장
아로마테라피와 면역기구

이 책의 초판이 1985년에 발행되고 현재에 이르는 사이에, 면역기구의 여러 가지 작용과 건강 상태에 대한 역할에 많은 정보를 알았습니다. 또 이에 대하여 저 개인의 연구 결과도 아주 흥미로워서, 우리들에게 가장 좋은 친구인 이 면역기구를 6장 모두에 할애하기로 했습니다.

우리들의 몸 속에서는 아주 많은 병과 바이러스가 휴면하고 있습니다. 면역기구가 제 역할을 못하면 드디어 병이 드러나는 것입니다. 제5장에서 말한 건강 장애의 대부분은 면역기구가 약해진 직접적인 결과이며, 그 때문에 병이나 감염증 등이 발생하는 것입니다.

칸디다 알비칸스(아구창 칸디다)에 의한 감염증은 지금 유럽과 미국에서 역병과 같은 규모로 널리 퍼져 있습니다. 이는 식생활에서 다량의 설탕을 소비함과 더불어, 약제와 육류에 광범위하게 함유된 항생 물질을 섭취하기 때문입니다. 일련의 강력한 항생 물질을 사용하면, 장내 세균의 균형이 심하게 무너집니다. 장 속의 70%의 유익한 균과 30%의 유해한 균의 비율이 역전되어 유해한 균이 70%를 차지해버릴 수 있습니다.

우리들의 면역기구가 그 기능을 유효하게 발휘 가능한지의 여부는 이 미묘한 균형에 달려 있는데, 앞에서 말한 것처럼 장내 세균의 균형이 무너지면 칸디다증이 마치 전염병처럼 쉽게 퍼진다는 것을 알 수 있습니다. 칸디다증의 전통적인, 요컨대 현대의학에서의 치료 방법은 니스타틴(nystatin)이라는 항생 물질을 일정 기간 투약하는 방법인데, 이것은 말하자면 상대방과 같은 수법으로 상대와 싸우는 것과 같습니다. 그렇게 하면 감염증을 수주간 혹은 수개월간 감소시킬 수 있지만, 이 방법은 '치유'를 수반하지 않기 때문입니다.

질의 칸디다증을 치료하기 위한 질 세정에 사용 가능한 에센셜 오일은 몇 가지 있습니다. 이 치료 방법은 많은 여성에게서 현저한 성과를 올리고 있습니다. 그러나 이 질 세정을 대신할 방법으로, 에센셜 오일 두 종류를 이용하여 질 칸디다증에 경구 투여보다 더 효과적인 치료법을 발견했습니다. 많은 아로마테라피스트들은 에센셜 오일의 복용을 찬성하지 않습니다. 당신도 이 방법에 반대한다면, 질 세정이 당신에게 가장 적합한 방법이 될 것입니다(48쪽을 봐주세요). 그러나 저는 질 세정이라는 방법은 에센셜 오일을 복용하는 방법을 쫓아갈 수 없다고 생각합니다. 그 이유는 칸디다라는 진균은 몸의 질 이외의 부분에도 있기 때문입니다. 그리고 또한 질 세정은 여성에게는 유용하지만, 이 방법은 남성 성기의 칸디다증을 치료하는 데에 이용할 수는 없기 때문입니다.

의학을 연구하는 분야의 많은 사람들은 에이즈에 걸린 사람과 칸디다 알비칸스 감염증의 근저에 있는 문제간에는 어떤 관련이 있다는 사실을 현재 제창하고 있습니다. 항생 물질을 계속 섭취하고 있는 사람은 누구나 그 면역기구에 손상을 받습니다. 그리고 성 행위로 감염되는 병은 거의 예외 없이 항생 물질로 치료되므로, 문란한 섹스로 사람들의 면역기구는 약해져 칸디다증은 점차 늘어납니다. 의학의 연구에서는 아로마테라피스트나 그 밖의 대체의학의 실천가들이 발견한 사실에 주목할 필요가 있습니다. 그리고 예산을 들여 연구하고 노력해서 그 발견이 올바르다는 것을 증명하거나 반증하면 되는 것입니다. 그래서 성 행위로 감염되는 병을 고치는 방법을 근저로부터 재평가할 필요가 있을 것입니다.

그러나 칸디다증은 항생 물질 이외에도 많은 원인으로 발생합니다. 최근 중증의 건강 장애에 있는 옛 친구와 이야기를 나눌 때, 저는 그 여성에게 혹시 칸디다 질염이냐고 물었습니다. 그 여성은 정말로 중증의 칸디다 질염에 걸려 있었습니다. 그리고 한동안 라듐 요법과 화학약제 요법을 받고 있는 사이에 증상은 심해졌다는 것입니다. 그것을 듣고 미심쩍은 느낌이 들었습니다. 암 환자는 모두 칸디다증에 걸린 것일까, 만약 그렇다면 그것은 암 증상에 앞서 일어나는 것일까 그렇지 않으면 암 치료가 한창일 때 생기는 것일까, 또 어쨌거나 만일 칸디다증이 낫는다면 암의 증상도 개선될 것인가? 이러한 질문에 대해서 무어라 대답할 수 없지만, 영국의 종양 치료에 애쓰고 있는 사람들이 암과 칸디다 알비칸스와 건전한 면역기구 등의 상관관계를 깊이 연구하기를 바라고 있습니다.

●●● 칸디다증에 복용하는 에센셜 오일

· 니아울리 2방울+레몬 2방울+흑설탕 1/2작은술

이것을 하루에 두 번 이하로, 최대 3주간 복용합니다. 위에 이상이 생기면 사용하는 에센셜 오일의 양을 니아울리 오일 1방울, 레몬 오일 1방울로 줄이거나, 위가 정상으로 회복될 때까지 에센셜 오일의 복용을 삼가하도록 합니다. 206페이지의 '다시 한번 강조하는 주의 사항' 부분을 반드시 보세요.

>> 아로마테라피와 면역기구

직업상의 스트레스는 면역기구를 약화시키는 원인으로, 지금과 같은 테크놀로지 시대에 있어서는 컴퓨터의 스크린이 많은 질병을 유발시키고 있다는 것이 널리 알려진 사실입니다. 저도 최근 그것을 체험했습니다.

매일 몇 시간이나 줄곧 컴퓨터 앞에 앉아 책을 쓰고 있을 때, 얼굴 한쪽이 마치 화롯가에 앉아 있을 때와 같이 화끈거렸습니다. 또 제 몸의 어느 부분을 만지면 심하게 과민해져 있는 것을 느꼈습니다. 그 부분이란, 턱뼈 아래샘과 흉골의 윗부분이었습니다. 저는 호호바 오일과 라벤더 오일을 얼굴에 바르면 피부를 어느 정도, 컴퓨터의 전자파로부터 지킬 수 있다는 것을 알았습니다. 그리고 라벤더 오일과 호호바 오일을 섞어 통증에 특히 신경쓰면서 가슴 윗부분에 마사지하여 침투시켰습니다.

제 면역기구가 컴퓨터의 영향을 받고 있어, 백혈구가 저를 지키기 위해 싸우고 있는 부분이 아픈 것이라고 느꼈습니다. 흉선의 윗부분을 마사지하는 것으로서 백혈구의 생산을 자극할 수 있습니다. 또 이 부분을 만져 통증이 있다면 아로마테라피의 도움이 필요합니다. 이 부분을 하루에 2, 3회씩 몇 분간 마사지하면, 면역기구의 도움을 촉진하게 될 것입니다.

영국에서는 매년 교통사고로 죽는 사람들보다 더 많은 사람들이 처방약 때문에 죽어가고 있습니다. 이렇게 많은 사람들이 처방약 때

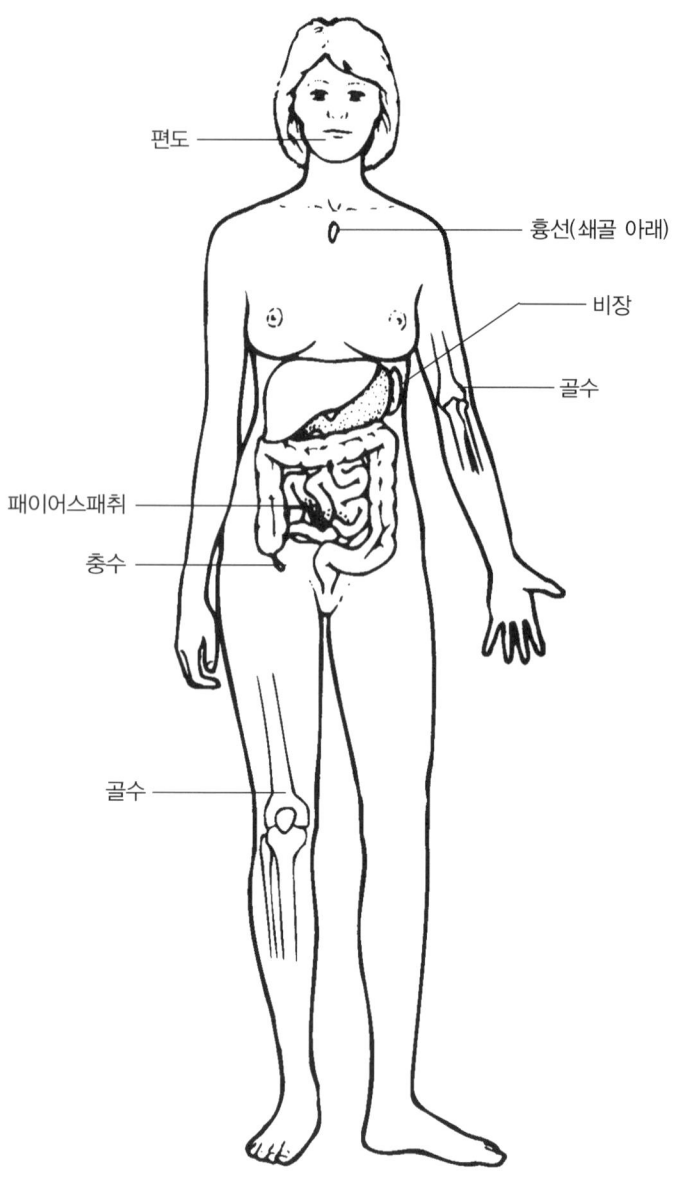

편도

흉선(쇄골 아래)

비장

골수

패이어스패취

충수

골수

면역기구의 각 기관

문에 실제로 죽고 있다면 이를 상회하는 얼마나 더 많은 사람들이 역증요법(immune system, 치료하는 병이 일으키는 상태와는 정반대인 상태를 만들어 이로써 병을 고치는 요법)의 처방약 탓에 병약해지고 면역기구를 상하게 하고 있는지 모르는 일입니다.

약제는 물론 면역기구의 기능을 저하시키는 것입니다만, 그런 작용을 하는 것에는 항생 물질, 스트레스, 컴퓨터의 모니터, 과도한 설탕, 커피와 알코올 등과 같은 자극물, 알레르기를 일으키는 식품류, 부정적인 생각을 항상 하는 것, 몇몇 직업상의 위험, 영양상의 과실, 정신적인 상처, 과도한 비만, 정신적 피로, 대량의 포화지방유의 섭취와 불포화지방유의 섭취, 여기에 단식이 포함됩니다.

몇 시간이나 계속해서 텔레비전을 보는 것조차도 면역기구의 기능을 저하시키는 결과를 초래하리라 생각합니다. 이는 TV 화면에서 나오는 방사선의 해악과 더불어, 그 프로그램을 열심히 보고 있으면 우리들의 몸에서 아드레날린이 만들어지지만, 우리들은 이에 적절히 응해 아드레날린을 소비하지 못하고(우리들 자신이 싸우는 것도 아니고 도망치거나 하는 것도 아니므로), 그저 가만히 TV를 보고 있을 뿐이기 때문입니다. 프로그램이 뉴스라도, 폭력적인 드라마라도 마찬가지입니다.

신경계와 면역기구 사이에는 하나의 연결 고리가 있습니다. 여기에서, 습진 같은 피부 증상이 있어 너무 가렵기 때문에 항상 그곳을 긁고 있는 사람은 누구라도, 항상 자신의 신경계를 공격하고 있는 것입니다만, 이런 이들에게는 진정 작용이 있는 라벤더 오일을 욕조에 넣어 목욕을 하면 좋습니다.

●●● 면역기구를 강화하는 마사지

- 티트리 4방울+라벤더 4방울+베르가못 4방울+샌달우드 2방울+베이스 오일 50㎖
- 티트리 1방울+라벤더 2방울+베르가못 1방울+샌달우드 1방울+베이스 오일 20㎖

>> 면역기구를 강화시켜 주는 것

이는 마사지, 영양 있는 음식, 애정, 비타민 C, 아연, 긍정적인 사고 방식, 열린 마음, 반사요법, 여기에 말할 필요도 없이 에센셜 오일입니다. 위에서 열거한 리스트는 이것만으로 모든 것이 좋다는 것은 결코 아닙니다만, 이것으로 인해 면역기구를 강하게도, 약하게도 하는 다양한 것들을 전체적으로 파악할 수 있지 않을까 생각합니다.

면역기구라는 것은 대단히 복잡하고, 정교한 것으로 림프계라고도 합니다. B세포는 골수(팔과 다리의 긴뼈 안쪽)에서 생산됩니다. 또 T 세포는 흉선(흉골 아래 있습니다) 안에서 만들어집니다. 이들 생산중추는 1차 림프기관이라 부릅니다. 체내의 그 밖의 중요한 부분(편도, 겨드랑이의 림프절, 비장 등)은 2차 림프기관이라 합니다. T세포는 킬러 T세포, 헬퍼 T세포 및 서프레서 T세포로 나뉩니다. 이들 세포는 서로 힘을 합해 일을 합니다. 골수에서 형성되는 림프구는 체내로 침입하는 모든 항원에 대한 항체를 만들어내는 힘이 있습니다.

우리들은 아마, 이 면역기구를 완벽하게 이해할 수는 없을 것입니다. 하지만 자기 자신을 지키고 건강하고 튼튼하게 지내기 위해서 이 면역기구에 협력해야 한다는 것을 알고 있습니다. 보충 의학이라는 말이 있습니다. 이는 아로마테라피와 같은 소프트한 요법을 빗대어 표현하기 위해 만들어진 용어입니다만, 저는 역증요법적인 약제는 좋아하지 않습니다. 저는 이 보충 의학이라는 말을, 우리들의 체내에서 매일 진행되고 있는 놀라운 의료 시스템을 보충하기 위해 행하는 부드러운 형식의 여러 가지 요법을 의미하는 것이라 받아들이고 싶습니다.

감기 같은 흔한 병이, 에이즈에 걸려 있는 사람을 결국에는 죽게 하는 경우가 너무나 많다는 사실을 어느 책에선가 읽고, 저는 1975년에 아들이 심한 병으로 고생한 일을 떠올렸습니다. 당시 아들은 아직 한 살로, 유제품에 대한 알레르기 때문에 심한 습진이 생겨, 병원에서 많은 검사를 받고 두유를 마시는 것이 좋다는 것을 알았습니다. 그 덕에 아들은 체중을 회복하기 시작했습니다. 아들이 5주간에 걸쳐 입원한 후, 저는 아들을 엄마와 아기들의 모임에 데리고 갔습니다. 아들이 다른 아이들과 함께 지내면서 정신적인 자극을 받을 필요가 있는 것은 아닐까 하고 생각했기 때문입니다. 그 당시는 면역기구에 대해 몰랐던 때라 아들의 면역기구가 얼마나 쇠약해져 있는지 전혀 몰랐습니다. 모임에 온 한 아이가 콧물을 흘리고 있었지만 그밖에는 아무런 일도 없었습니다.

그런데 그 아이와 처음 만난 후, 저희 아이는 중병에 걸린 것입니다. 감기인가 생각했지만 심한 단순포진이었습니다. 입 안에 농포가 여럿 생기고 한쪽 눈에도 발진이 생겼습니다. 면역기구가 약해져 있어 병에 압도되어버린 것이었습니다. 아들은 다시 병원으로 가야 했지만 병원에서 아들을 도울 만한 약이 없다면서(바이러스 감염중이었기 때문에) 아들 자신의 힘으로 병을 극복해야 한다는 말을 들었습니다.

저는 아들의 집중 치료를 담당하는 간호사가 되기로 결심하고 에센셜 오일의 작은 세트를 가지고 2주일간 아들을 보살폈습니다. 아

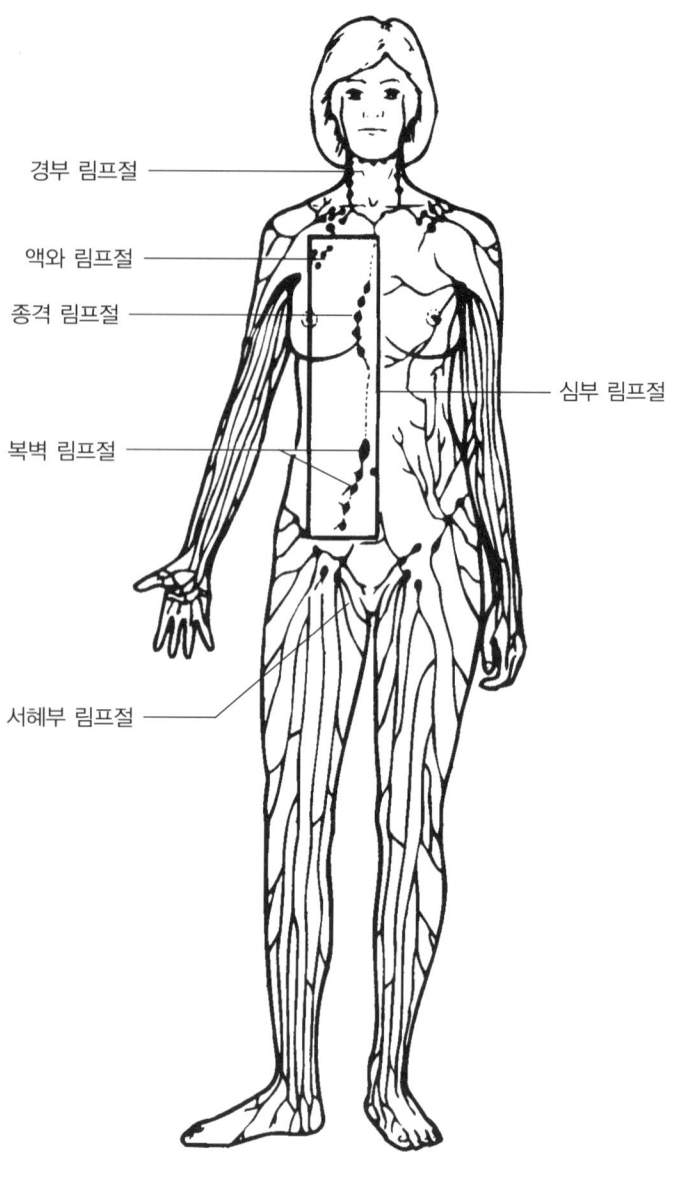

경부 림프절

액와 림프절

종격 림프절

심부 림프절

복벽 림프절

서혜부 림프절

림프절의 주요 그룹들

들의 입에서 계속 고름이 흘러나왔기 때문에 얼굴에 일회용 기저귀를 대주고 거의 1시간마다 바꿔 주었습니다.

라벤더 오일을 아주 옅은 농도로 희석하여 아들의 입 안을 닦고, 체온이 너무 올랐을 때에는 다리에 유칼립투스 오일을 사용한 습포를 써서 열을 내리게 했습니다. 또 아들 병실의 공기를 정화력이 있는 에센셜 오일로 항상 향기롭게 했습니다. 일주일 정도 지나자 아들은 큰 위기를 벗어나, 코에서 위로 통한 관으로 영양을 취하는 것을 그만 두고 병에 든 것을 마실 수 있게 되었습니다. 입 안의 포진은 라벤더 워터 덕에 씻겨지고 소독되어 나왔습니다. 또 유칼립투스 오일 덕에 고열도 내려 더 이상 다른 사람의 도움 없이 스스로 에너지를 충전할 수 있게 되어, 2주째에 아이를 집으로 데려갈 수 있게 되었습니다.

감기 바이러스와 같은 단순한 병에 어쩌면 아들을 잃을 뻔했던 일을 돌아보며, 아들의 증상과 에이즈에 걸린 사람의 증상과의 유사한 점을 생각하게 되었습니다. 이렇게 말씀을 드리지만 아로마테라피로 에이즈를 고칠 수 있다고 믿는 것은 결코 아닙니다. 제가 드리고 싶은 말은, 아들을 예로 들어 말하자면, 체력을 회복하여 자신의 면역기구에 그 힘을 다시 가지게 하지 않으면 안 되었던 것은 아들 자신이었지만, 그러한 일이 아들의 몸 속에서 일어나고 있었을 때 아들이 병을 끝까지 견딜 수 있게 도와준 것은 라벤더와 유칼립투스였다는 것입니다.

아로마테라피는 면역기구를 건강하게 하는 또 하나의 역할을 하고 있습니다. 그것은 면역기구를 약체화시키는 매일의 스트레스와 부정적인 가스를 제거해 주는 것입니다. 만약 우리가 무거운 짐을 가지고 있다면 언덕을 오르기가 쉽진 않을 것입니다. 하지만 그 짐이 없다면 한결 쉬운 일일 것입니다. 무거운 짐을 없애버리면 면역기구도 활동하기 쉬워지는 것입니다.

　이는 예를 들면 부러진 뼈의 양끝을 붙이는 것과 같습니다. 그러면 신체의 재활 시스템의 힘으로 필요한 세포가 만들어져 부러진 뼈가 붙습니다. 자연은 이 치료를 몸 속에서 행하는 것이고 우리들은(이 경우에는 의사) 부러진 뼈를 정확한 위치에 놓아 이 치료 과정을 돕습니다. 부러진 뼈를 자기 힘으로 고쳤다고 말하는 의사는 없을 것입니다. 의사는 부러진 뼈를 정확한 위치에 놓은 것뿐입니다. 이와 같이 저는 에이즈나 근통성 뇌척수염이나, 또는 단순한 감기나 우리들이 그 치료법을 만들어낼 수 있다고는 믿지 않습니다.

　우리들의 면역기구를 건강히 지키는 데에는 상식이 큰 역할을 합니다. 그것은 우리들이 항상 좋은(또는 나쁜) 음식을 먹을 기회가 있기 때문입니다. 우리들은 건강이 나빠졌을 때에는 언제라도 비타민 C를 섭취해야 하며 햄버거, 감자칩, 콜라류, 정백 소맥분으로 만들어진 식품 등은 피해야 합니다. 착색료와 보존료가 많이 들어 있는 식품이나 기름에 튀긴 요리 등을 먹어도 건강한 인간이라면 그렇게 몸이 피해를 입을 일은 없겠지만, 이러한 것이 병에 걸린 사람의 건강 회복에 도움이 되지 않는다는 것은 틀림없습니다. 올리브 오일은 별도로 하고, 튀김요리를 위해 가열한 기름은 그 지방산의 분자 구조가 변해 산화하게 됩니다. '프리 라지컬'이라 불리는 이 분자는 체세포의 표면에 손상을 주고 이에 의해 면역기구가 약해집니다.

　이 밖에 반드시 피해야 좋은 것은 담배, 모든 종류의 약제, 알코올 음료, 그리고 커피입니다. 피임용 약제도 면역기구를 약하게 하는 것이어서 제 딸들에게는 절대로 복용하게 하고 싶지 않습니다. 임신을 피할 수 있고, 몸이 건강하게 있을 수 있는 방법은 그 밖에도 많이 있습니다.

우리들은 자기 면역기구를 약화시키지 않을 뿐더러 강화시킬 수도 있습니다. 인후에 감염증이 생긴 최초의 징후를 보았다면(인후는 방어의 제일선입니다). 티트리 오일나 베르가못 오일을 순수한 물에 섞어 입가심을 하세요. 입가심은 병원체의 미생물과 접촉한 뒤에 하면 좋은 예방법입니다(예를 들면 사람들이 밀집한 곳에 가거나 비행기 여행을 하거나 지하철에 타거나 병원 대기실에 있었다든가 한 후 등입니다).

아침에 일어났을 때 인후가 아픈 일이 자주 있습니다. 이는 사람이 자고 있는 사이에 몸의 방어 시스템과 낮에 인후에 침입해 있던 이런저런 세균이나 바이러스 사이에 전투가 벌어지고 있기 때문입니다.

밤에 자리에 눕기 전에 티트리 오일 또는 그 밖에 용도에 맞는 에센셜 오일로 입가심을 하면 이에 의해 몸의 림프선과 함께 많은 미생물을 처치할 수 있습니다. 감기나 유행성 독감, 그 밖에 더 나쁜 어떤 병에 걸린 때라도, 그 초기에 목 부근의 림프선 부분에 희석한 에센셜 오일을 바르면 면역기구가 병과 싸우는 것을 돕고 병에 걸려 있는 기간을 단축할 수 있습니다.

여러분도 무언가 건강 장애가 발생한다면 이것이 심해질 때까지 기다려서 치료받기 위해 병원에 가기보다 바로 당장 이에 대처하는 것이 좋습니다. 건강 상태가 나쁜 데도 그냥 있거나, 예를 들어 칸디다 질염과 같은 병에 걸려 몇 년씩 참고 있는 경우가 흔히 있습니다. '나는 매번 감기에 걸려' 라든지 '아들은 항상 콧물을 흘려요' 라는 말도 흔히 듣습니다. 우리는 왜 무언가 악화되고 있다는 여러 징후가 있는데 이를 보고도 못 본 척하는 것일까요. 무언가 어느 식품이 알레르기 반응을 일으키는지도 모르고, 또는 몸이 침입한 미생물을 박

멸할 기운을 잃어버리고 있을지도 모르는 것입니다.

우리들은 자기 몸의 건강에 피부가 큰 역할을 하고 있다는 것을 잊으면 안 됩니다. 우리들의 피부는 몸에서 가장 큰 살아 있는 기관입니다. 비가 안에 스며들지 못하게 하는 것에 그치는 것이 아닙니다. 보통 방향욕을 함으로써 우리들은 소량의 에센셜 오일에 반복해서 피부를 노출하게 되지만, 이는 피부에만 좋은 것이 아니라 몸의 면역기구를 강화하는 것에도 도움이 됩니다. 스킨 케어, 마사지, 피부 클렌징은 모두 아로마테라피를 이용하여 우리들의 몸이 나빠지지 않도록 몸을 지키는 데 도움이 됩니다.

우리들은 자기 자신의 건강에 대해 책임이 있습니다. 그리고 엄마로서 아이의 건강에도 책임이 있습니다. 우리들은 자기 자신의 운명을 자신의 손 안에 가지고 있습니다. 아로마테라피와 면역기구와는 정말로 예방 의학이라는 종합적인 구도의 일부인 것입니다.

●●● 입가심제 만드는 법

· 티트리 1방울+니아울리 1방울+레몬 1방울+물 100㎖

물 100㎖가 든 병에 에센셜 오일을 넣고, 사용할 때는 충분히 흔들어주세요.

●●● 목이 아플 때

· 니아울리 1방울을 투명한 벌꿀 1작은술에 넣어 잘 젓습니다. 목이 아파 오기 시작하면 이를 조금씩 복용해 주세요.

●●● 림프선을 강화하는 마사지

· 티트리 3방울+라벤더 3방울+호호바 오일 10㎖

제7장
아로마테라피에 의한 스킨 케어와 헤어 케어

　당신의 인물은 그다지 타고나지 못했을지도 모릅니다. 하지만, 건강하고 혈색 좋은 피부는 아름답게 보이기 위한 기본입니다. 화장을 해서 맨살을 다른 사람에게 보이지 않으려는 여성이 많이 있습니다. 그러나 화장을 지우면 우리들은 자연 그대로의 모습이 되며, 그 뒤에 아무 것도 감추고 있지 않은 상태가 됩니다. 우리들은 자신의 몸을 옷 걸쳐놓는 마네킹처럼 취급하고, 맨살 피부에는 별로 신경을 쓰지 않고 화장을 할 때가 무척 많습니다. 그러나 우리들의 피부는 살아 있으며, 호흡하고 있는 기관입니다. 이것은 우리들의 친구이며 보호자입니다. 존중되고 충분한 관리를 받을 가치가 있는 것입니다. 피부를 관리하고, 건강하고 부드러운 피부에 자부심을 느끼는 건 허영이 아니라 올바른 상식입니다.

　얼굴의 살색을 아름답게 보이고, 기미도 없고, 만지면 부드러운 피부로 만들기 위해서 오랜 시간을 들이거나 많은 돈을 쏟아부을 필요는 없습니다. 필요한 것은 피부를 청결하게 하고, 피부에 영양을 주도록 늘 배려하는 일뿐입니다. 자연의 재생 프로세스는 서서히, 그러나 착실하게 진행되며, 피부의 세포는 끊임없이 새로워집니다. 피부의 재생은 아이 때에는 무척 빨리 진행되지만, 우리들이 나이를 먹어감에 따라, 그 속도는 떨어집니다.

세포 재생의 속도가 둔화된다는 것은, 피부가 예전보다도 건조해졌다는 것을 뜻합니다. 그래서 주름이 생기고 피부의 죽은 세포가 벗겨져 나가는 속도가 늦어지며, 그 때문에 피부는 생기를 잃는 것입니다. 그렇지만 아로마테라피의 훼이셜 마사지 오일을 밤에 사용하면 피부 세포의 재생이 더욱 빈번해져, 그 자연의 프로세스가 젊은 사람에게 지지 않을 정도가 됩니다. 매일 피부를 정성 들여 꼼꼼히 씻고, 피부를 강화시키면 훨씬 젊어보이는 피부가 됩니다. 싱싱한 광택을 내는 피부로부터의 빛의 반영입니다. 이 빛의 반영을 방해하고 있는 것은, 오래된 피부 위에 있는 죽은 세포의 퇴적입니다. 이 탓에 피부색이 생기 없이 노화되는 것입니다.

부드러운 피부 다음으로 좋은 것은 미소입니다. 미소는 전혀 미인이라고 할 수 없는 여성의 얼굴이라 해도 환하게 빛나게 합니다. 하루의 근심은 방향욕으로 진정시켜 주세요. 에센셜 오일을 당신의 집과 사무실에 뿌리세요. 그리고 사소한 몸의 이상이 생기면, 그것이 걱정거리가 되기 전에 해결하도록 힘써 주세요.

진정한 아름다움은 몸의 내부로부터 생겨나는 것입니다. 이 아름다움은 크림처럼 용기에 넣어 팔고 있는 것도 아니며, 마사지해서 몸 속에 넣을 수 있는 것도 아닙니다. 에스테틱 살롱에서 얻을 수도 없습니다. 이는 그 사람이 심신의 건강 상태를 개선하고, 체력을 증진시켜, 자신감을 갖게 됨으로써 얻어지는 것입니다. 거울에 비친 자신의 얼굴을 무조건 받아들여야만 한다는 법은 없습니다. 그 얼굴이 마음에 안 든다면, 그것을 바꿀 수 있기 때문입니다. 특별히 미용성형 수술에 관해 말하고 있는 게 아닙니다. 주름이 있다든가, 코가 크다든가 하는 게, 그 사람의 아름다움에 어떤 영향을 미친다고 생각하지 않기 때문입니다. 아름다움은 몸의 내부로부터 생겨나는 것입니다. 어떤 사람이건 머리카락을 건강하고 윤택하게 하며, 눈을 아름답게 빛나게 하고, 피부를 수놓은 듯 부드럽게 하고, 행복에 충만한 얼굴이 될 수 있습니다. 저의 만족감과 행복을 위해 중요한 것은 명상입니다. 명상은 지금까지의 생활에 아름다운 변혁을 일으키고 있습니다. 그러나 이러한 정신적인 지주가 있건 없건, 우리들은 자신의 외관을 개선할 수 있으며, 아로마테라피를 이용하고, 양호한 식생활을 하며, 적극적인 생활 태도를 취함으로써 끊임없이 스킨 케어를 할 수 있습니다.

제게 있어서, 인간의 몸은 우리들을 A라는 곳에서 B라는 지점으로 데려다 주는 자동차와 같고, 우리들은 그 차의 소유자입니다. 우리들은 그 차를 가꾸어 긍지를 지닌 소유자가 될 수도 있고, 또 반대로 그것을 내팽개쳐두어 녹슬게 하며, 조금씩 분해시켜버릴 수도 있습니다. 그 차가 오랫동안 방치되어 있었다면, 그것을 최고의 조건으로 달릴 수 있게 하기 위해서는 대단한 노력과 인내가 필요할 것입니다. 하지만 그 차가 언제나 정기적으로 손질되고 관리되고 있다면, 그 차는 계속 쓸모 있을 거라 생각합니다.

미국에서 행해진 조사에 의하면 남성이 여성에게 느낀 가장 흥미롭고 매력적인 포인트는 얼굴도 다리도 아니고, 풍만한 가슴도 아닙니다. 여성이 자신을 여자로서 자각하고 그것이 평소의 행동에 드러나는 모습이라는 것입니다. 이는 우리들 모두가 지니고 있는 매력적인 요소입니다. 우리들은 모두, 자신이 저 사람처럼 보였으면 좋겠다고 여기는 이상형이 있거나, 미인이라고 찬탄하고 있는 사람이 있습니다. 그러나 우리들은 결코 그 사람과 똑같은 외모를 지닐 수 없습니다. 그것은 지문을 바꿀 수 없는 것과 같습니다. 우리는 모두 하나뿐인 존재들입니다. 저마다 독자적인 모습을 띠고 있는 존재입니다.

우리들은 자신의 경험에 비추어 자신을 초라하다든가 아름답다고 생각하는 것입니다. 수백만의 우상이었던 마릴린 먼로는 자기 코가 못생겼다고 고민했습니다. 마릴린 먼로만큼 아름답게 태어난 사람은 많지 않습니다. 그러나 우리들은 모두 자기 자신을 개선하고, 자신의 내부에 숨겨져 있는 것을 충분히 발휘할 수 있습니다. 우리들의 표면에 드러나 있지 않은 부분은 현재 보이고 있는 부분보다도 훨씬 아름다운 것입니다.

>> 스킨 케어에 에센셜 오일을 사용할 때에는

에센셜 오일은 무척 강력한 물질이므로 주의해서 다룰 필요가 있습니다. 절대로 피부에 사용해서는 안 되는 에센셜 오일도 일부 있습니다. 이러한 에센셜 오일은 이 책에서는 제외시키거나 의약품으로 사용할 때에는 그것을 피부에 사용해서는 안 된다는 주의를 덧붙이고 있습니다(클로브 오일이 그 예입니다).

얼굴에는 에센셜 오일 원액을 절대로 사용하지 말아주세요(라벤더 오일이나 티트리 오일 등을 부스럼이 난 국소 부위에 바르는 것은 예외입니다). 에센셜 오일은 상당히 농축된 것이므로, 이를 희석시켜 마사지를 해야 하며, 그것을 피부 위에 넓게 펴 바를 수 있게 하기 위해 베이스 오일이 필요하게 됩니다.

광물유(베이비 오일)에 에센셜 오일을 섞어서 사용하는 것은 금물입니다. 광물유는 피부에 침투되지 않기 때문에, 귀중한 에센셜 오일의 작용을 방해합니다(광물유는 피부의 장벽으로서 작용합니다. 이것이 아기의 엉덩이를 보호하기 위해 널리 사용되는 것은, 그 때문입니다).

에센셜 오일은 베이스 오일(캐리어 오일)로 희석시켜 주세요. 캐리어 오일로는 스위트아몬드 오일, 카밀라 오일, 아프리코트카넬 오일, 선플라워 오일, 헤이즐넛 오일 등과 같은 식물성 오일 혹은 너트 오일이라면 어느 것이든 사용할 수 있습니다. 올리브 오일도 사용할 수 있지만, 이것에는 독특한 향이 있습니다. 이 냄새 때문에 에센셜 오일의 보다 섬세한 향이 압도됩니다. 저는 윗점 오일에는 천연 비타민 E(산화방지제)가 함유되어 있으므로, 마사지 오일을 만들어 일주일 이상 가게 하고 싶을 때에는, 윗점 오일을 마사지 오일에 10% 첨가시킵니다. 만들어서 하루이틀 내에 사용할 예정인 마사지 오일에는, 굳이 윗점 오일을 넣을 필요는 없습니다. 소아지방변증에 걸린 사람들은 윗점 오일에 내성이 없으므로, 이런 사람들에게 마사지를 할 때에는 신선한 마사지 오일을 준비해야 합니다.

매일 쓰는 훼이셜 마사지 오일에는 베이스 오일 9%에 1%(원서에는 베이스 오일 8%에 에센셜 오일 2%로 되어 있음) 이내의 에센셜 오일을 섞는 게 이상적입니다. 베이스 오일에 에센셜 오일을 떨어뜨릴 때 그만 손이 미끄러져 예정했던 것보다도 많은 에센셜 오일이 오일에 섞일 때가 있습니다. 그러한 때에는 베이스 오일의 양을 적절히 늘리면 됩니다.

에센셜 오일은 물에는 녹지 않지만, 물 속에 에센셜 오일을 충분히 분산시키면, 피부 클렌징에 그 물을 사용할 수 있습니다. 이 블렌드는 사용 전에 반드시 잘 흔들어 주세요.

>> 에센셜 오일은 피부를 통해 어떻게 작용할까

아로마테라피에 의한 훼이셜 마사지는 피부의 표면에서뿐만 아니라 보다 피부의 깊숙한 곳에서도 효과가 발휘되는 본격적인 트리트먼트입니다. 에센셜 오일은 간질액, 혈액 및 림프계에 들어가 체내에 이동합니다.

매일 밤, 자기 전에 트리트먼트 오일을 피부에 바르면 피부 상태에 커다란 변화를 일으킬 수 있습니다. 이 블렌드 오일을 이용하여 부드럽게 마사지를 하면, 오일의 효과는 자고 있는 동안에 나타납니다. 이 간단한 방법으로 기미 하나 없는 피부가 되며, 그것을 유지할 수 있는 것입니다. 어떤 타입의 피부든지 트리트먼트 순서는 같습니다. 얼굴을 클렌징하고, 그 다음에 아로마테라피 마사지를 하면 됩니다.

저는 이미 20년 넘게 시판되는 스킨 케어 제품을 사지 않고, 제 손으로 만든 것을 사용하고 있습니다. 피부를 클렌징하는 일은 아주 중요하기에, 화장품과 낮 동안의 더러움을 씻어내는 데에 플로럴 워터를 사용하고 있습니다. 일부의 마스카라는 이 방법으로는 지워지지 않습니다. 그런 때에는 호호바 오일을 조금 사용하면 참으로 잘 지워진다는 것을 알게 되었습니다. 호호바 오일은 눈 주위의 섬세한 조직에 압력을 가하지 않고 마스카라를 모두 깨끗이 지워 줍니다. 호호바 오일은 또, 속눈썹에도 유익하며, 과도한 눈 화장으로 상한 속눈썹을 치료해 주기조차 합니다.

1970년대 초, 저는 당시 유행했던 가짜 속눈썹을 붙였습니다. 그 때문에 제 속눈썹은 손상되어 버렸습니다. 호호바 오일이 속눈썹을 굵고 길게 해주는 효과가 있는지는 모르겠지만, 저의 경우에는 현저한 개선시켜 주었습니다. 면봉에 플로럴 워터를 적셔 남은 호호바 오일과 화장품의 입자를 지우기만 하면, 당신의 얼굴은 훼이셜 마사지를 할 준비가 다 된 것입니다.

>> 지성 피부 · 여드름 피부에는

지성 피부 · 여드름 피부를 치유하는 것으로서 아로마테라피만큼 완벽한 것은 없습니다. 그 이유는 에센셜 오일은 피부에 대해 친화성이 있어서 피부의 장벽을 뚫고 간질액을 매개로 체내에 침투해 들어가기 때문입니다. 클렌징 효과를 지니며, 항균 작용이 있는 에센셜 오일은 많이 있습니다. 라벤더 오일, 베르가못 오일, 네로리 오일, 샌달우드 오일, 티트리 오일, 일랑일랑 오일, 라벤사라 오일, 레몬 오일 등이 그 예입니다. 이러한 에센셜 오일은 여드름과 십대들의 부스럼이 생긴 피부를 치유하는 데 유용합니다.

사춘기에 일어나는 호르몬의 변화로 피지 분비가 많아져 얼굴이나 목, 경우에 따라서는 몸의 다른 부분에 여드름, 뾰루지가 생기기도 합니다. 이 증상에는 습관처럼 항생 물질이 처방되는데, 이는 불에 기름을 붓는 것이라고 여겨집니다. 몸에 독소를 적절히 제거하는 힘이 없다면, 약제를 투여하여 몸의 부담을 더욱 증가시키는 것은 어리석은 일이라 생각합니다. 이 약제는 간장을 통해야만 하는데, 그 때문에 심한 중독 증상을 일으킵니다. 보다 현명한 방법은 몸 전체에서 독소를 빼고, 건전한 식사를 하며, 에센셜 오일을 사용한 오일 마사지를 하고, 방향욕을 하는 일입니다. 피부에 수렴 작용이 있는 것을 바르고 싶고, 여드름과 뾰루지를 손가락으로 짜버리고 싶은 기분은 잘 알겠지만 자제해야 합니다. 그렇게 해도 증상은 호전되기는커녕 피지선을 자극해서 세균의 증식을 촉진시킬 뿐입니다.

여드름 치료용의 블렌드 오일을 밤에 사용하면, 이것이 피부의 깊숙한 부분에서 효과를 발휘하여, 환부에서 자연적인 살균 소독제로서 작용함과 더불어, 피지의 분비를 정상화합니다.

충분히 피부를 씻어내는 것이 중요합니다. 플로럴 워터를 사용하면 피부로부터 대부분의 화장과 표면의 더러움이 지워지며, 또 한번 약간 까슬까슬한 탈지면에 플로럴 워터를 묻혀 피부에 사용하면, 이것이 박리제와 비슷한 작용을 합니다. 죽은 피부 세포가 제거되어 생기 넘치는 피부가 됩니다.

충분히 클렌징을 한 후 여드름 피부용 블렌드 오일을 충분히 덜어 그것을 얼굴과 목에 마사지하여 스며들게 합니다. 몇 분 경과 후, 티슈로 피부에 살짝 눌러 여분의 오일을 없앱니다. 중독의 정도가 심한 피부는 그다지 오일을 흡수하지 않지만 한동안 정기적으로 오일을 사용하면 피부의 오일 흡수력이 높아져 피부가 개선되었음을 알 수 있게 됩니다. 단, 하룻밤에 기미도 아무 것도 없는 피부가 될 수 있다고는 기대하지 말아주세요. 하지만 매일 피부 손질을 하면 어느덧 피부의 외관과 촉감에 차이가 생겼음을 알 수 있게 됩니다.

●●● 지성 피부 · 여드름 피부용 훼이셜 마사지
· 사이프러스 6방울+레몬 7방울+베이스 오일 50㎖
· 사이프러스 2방울+레몬 2방울+라벤더 1방울+베이스 오일 20㎖
· 베르가못 7방울+사이프러스 2방울+주니퍼 3방울+베이스 오일 50㎖
· 베르가못 2방울+사이프러스 1방울+주니퍼 1방울+베이스 오일 20㎖

>> 건조한 피부에는

더운 날씨, 질병, 중앙 난방, 나쁜 식생활 등은 여러분의 피부에 영향을 주어 촉감으로도 보기에도 좋은 피부를 건조하고 거친 느낌이 나게 해버립니다. 건조한 피부는 천연 유지분이 결여되어 있으므로,

지성 피부보다도 주름이 생기기 쉽습니다. 그래서 이 피부에는 매일 보호하고 영양을 주는 오일을 바를 필요가 있습니다. 건조한 피부를 개선하는 힘이 있기 때문에 선택한 특별한 에센셜 오일의 블렌드 오일을 사용하여 매일 밤 자기 전에 부드럽게 얼굴과 목에 마사지합니다. 훼이셜 마사지를 하기에 앞서 피부를 플로럴 워터로 가볍게 클렌징하고, 또 아침에는 피부 위에 플로럴 워터의 얇은 막을 형성하게 하여 보습제로 삼고 그 위에 소량의 오일을 바르면 좋습니다.

건조한 피부는 이 블렌드 오일을 흡수하지만 얼굴에 티슈를 눌러 여분의 오일을 완전히 없앤 후 화장을 해주세요. 피부의 건조는 집이나 사무실의 중앙난방, 선탠실의 과도한 이용, 비타민과 미네랄의 불균형, 갱년기의 호르몬 변화, 스트레스, 흡연, 그 밖의 각종 오염 물질에 기인해서도 일어납니다. 자신의 주변 환경을 개선하면, 피부 탄력과 감촉이 개선되고, 그 상태를 유지하는데 도움이 됩니다. 가습기, 이온화 장치를 집과 사무실에 비치하는 것도 고려할 만합니다.

●●● 건성 피부용 훼이셜 마사지
· 샌달우드 5방울+제라늄 4방울+로즈우드 2방울+일랑일랑 2방울+베이스 오일 50㎖
· 샌달우드 2방울+제라늄 1방울+로즈우드 1방울+일랑일랑 1방울+베이스 오일 20㎖

●●● 보통 피부 · 건조한 피부용 훼이셜 마사지
· 제라늄 2방울+라벤더 5방울+샌달우드 4방울+일랑일랑 2방울+베이스 오일 50㎖
· 제라늄 1방울+라벤더 2방울+샌달우드 1방울+일랑일랑 1방울+베이스 오일 20㎖

- 제라늄 3방울+라벤더 8방울+로즈우드 2방울+베이스 오일 50㎖
- 제라늄 1방울+라벤더 3방울+로즈우드 1방울+베이스 오일 2작은술

>> 노화되기 시작한 피부에는

나이를 먹으면 우리들의 피부 세포는 젊었을 때처럼 재빨리 재생되지 않게 됩니다. 그 때문에 피부는 부드러운 광택과 탄력이 없어지고 크고 작은 주름이 생기게 됩니다. 에센셜 오일 중에는 피부 세포의 재생을 촉진시켜, 건강하고 부드러운 감촉의 싱싱한 피부를 유지케 하는 힘을 지니고 있기 때문에, 회춘제라 불리우는 데 적합한 것이 몇 가지 있습니다.

'젊어지게 합니다' 라는 광고 문구는 영국에서 상업적인 광고에 사용이 금지된 용어이지만, 에센셜 오일은 바로 그러한 작용을 하는 것입니다. 일부 에센셜 오일, 예를 들면 라벤더 오일 같은 것은 피부 세포의 재생을 촉진시키는 힘이 있습니다. 이 사실은 내 친구의 경험에서 여실히 드러났습니다. 친구는 한 손에 화상을 입고 말았습니다. 그 화상을 치유하고 통증은 이미 사라졌으나, 피부에는 몇 개월이 지나도록 선명히 눈에 띄는 화상 흉터가 남아 있습니다. 친구는 몇 종류나 되는 크림과 연고를 발라보았지만, 아무리 해도 화상 흉터는 없어지지 않았습니다. 그래서 친구는 라벤더 오일을 발라보았습니다. 그러자 단기간 내에 화상 흉터는 완전히 사라졌습니다.

이러한 회춘제류에 해당되는 것으로는 네로리 오일, 로즈 오일, 미르 오일, 프랑킨센스 오일을 들 수 있습니다. 마사지 오일을 만들어 그것으로 매일 밤, 얼굴과 목을 마사지해 주세요. 당신이 자고 있는 사이에 이 마사지 오일 속의 에센셜 오일이 피부 밑 세포에 작용합니다. 이 오일을 정기적으로 사용하면, 피부 상태가 현저히 개선된다는

것을 확실히 알 수 있습니다.

마사지 오일을 한층 더 잘 침투시키기 위해, 때로는 여유를 즐기면서 자신을 위해 훼이셜 마사지 후에 네로리 오일을 사용한 습포를 얼굴에 얹고 좋아하는 음악을 배경 음악으로 틀어 놓고 30분 정도 누워 있어 보세요.

●●● 노화되기 시작한 피부용 훼이셜 마사지
· 프랑킨센스(또는 미르) 4방울+라벤더 7방울+네로리 2방울+베이스 오일 50㎖
· 프랑킨센스 1방울+라벤더 2방울+베이스 오일(호호바 오일) 20㎖

●●● 네로리 오일의 습포
· 네로리 1방울을 온수 500㎖가 담긴 대야에 넣고, 타월을 적셔 물을 짜낸 다음 얼굴에 습포를 합니다(코는 밖으로 내놓도록 천에 구멍을 뚫어 놓으면 더할 나위 없습니다).

>> 플로럴 워터(방향 증류수)

종류는 적지만, 몇 가지 플로럴 워터가 시판되고 있습니다. 하지만 여기에는 합성 향료나 알코올 등이 다량으로 배합되어 있습니다. 합성 향료도 알코올도 피부에는 좋지 않습니다. 스스로 전용 플로럴 워터를 만들면 비용에 비해 무척 효과가 있는 것을 만들 수 있으며, 또한 시판되는 것을 사용하는 것보다 훨씬 즐거우리라 생각합니다. 에센셜 오일은 천연의 클렌저이므로 하루를 마치며 세안을 할 때 플로럴 워터는 이상적입니다.

앞서 말했지만 마스카라나 그 밖의 눈 화장은 수성 용액으로는 지워지지 않지만, 탈지면에 호호바 오일을 약간 적셔 사용하면 깔끔하게 지워집니다. 호호바 오일은 또한 속눈썹에도 영향을 주어, 속눈썹을 튼튼하게 하는 것 같습니다. 피부에 남은 호호바 오일은 플로럴 워터로 제거해 주세요. 아주 적은 비용으로 얼굴을 깨끗이 할 수 있습니다. 알코올은 시판되는 토너와 플로럴 워터에 사용되고 있는데, 이것은 피부에 좋지 않고, 건조한 피부를 더 건조하게 하고 맙니다.

저는 수돗물도 좋아하지 않습니다. 수돗물에는 피부에 닿게 하고 싶지 않은 많은 화학물질이 섞여 있기 때문입니다. 또한 장기적으로 보면 차라리 병에 든 미네랄 워터를 사용하는 편이 경제적입니다. 그것으로 만든 플로럴 워터가 더 오래가기 때문입니다. 수돗물로 만들 수 없는 것은 아니지만, 수돗물에는 세균이 들어 있어 오래 사용할 수 없으므로 그 향기가 변하면 곧 버리고 다시 만들어야 합니다. 수돗물을 사용할 때 또 다른 나쁜 점은, 여기에 염소와 중금속이 함유되어 있다는 것입니다.

얼굴에 스프레이하기 위해 미네랄 워터를 사는 게 일반화되어 있습니다. 이는 더운날에는 분명 무척 상쾌하게 해주지만, 심한 운동을 한 후 사용하거나 하면 결국 비싼 셈입니다. 저는 직접 고른 에센셜 오일을 미네랄 워터에 넣어 플로럴 워터를 만든 다음 깨끗한 빈 향수병에 넣어 사용하는 편이 일반 에어졸식의 스프레이를 사용하는 것보다 좋습니다. 장거리의 비행기 여행을 하거나 더운 날 장시간 밖에 있는다든가 하여 피부 탈수를 일으킬 것 같은 때에, 이것으로 얼굴에 스프레이해 주세요(화장한 위에라도 괜찮습니다).

저는 아침에 클라리세이지 오일의 플로럴 워터를 즐겨 사용합니다. 이 향을 맡으면 즐거워지고, 하루를 시작하는 마음의 준비를 시켜주기 때문입니다. 그리고 밤에는 라벤더 오일의 플로럴 워터를 사용하여 화장을 지우고 푹 잘 준비를 합니다.

●●● **보통 피부 · 건성 피부용 플로럴 워터(스킨토닝)**

· 제라늄 3방울+라벤더 5방울+물(미네랄 워터) 100㎖

에센셜 오일과 물을 병에 넣고 마개를 잠그고 세차게 흔듭니다. 사용하기 전에는 항상 흔들어 주세요.

●●● **지성 피부용 플로럴 워터**

· 베르가못 5방울+라벤더 3방울+물(미네랄 워터) 100㎖

에센셜 오일과 물을 병에 넣고 마개를 잠그고 세차게 흔듭니다. 사용하기 전에는 항상 흔들어 주세요.

>> **훼이셜 팩**

때때로 훼이셜 팩을 하면, 피부 표면의 노폐물을 빼내고 혈액 순환이 촉진되어 아주 효과가 있습니다. 가게에서는 무척 많은 훼이셜 팩제를 살 수 있지만, 손수 만들면 즐겁고 또 아주 경제적입니다. 당신의 피부가 지성의 정도가 강하면, 이 팩을 바르고 그것이 완전히 마를 때까지 놓아두어도 안전합니다. 그러나 건성 피부라면 5~10분 후에 닦아냅니다. 팩을 닦을 때에는 탈지면을 더운물에 적셔 얼굴을 닦고, 클레이(clay)를 제거하고 또 새 탈지면을 사용하여 얼굴을 완전히 깨끗하게 합니다. 팩의 잔여물이 완전히 제거되면 플로럴 워터에 적신 탈지면으로 또 한번 얼굴을 가볍게 닦고, 마지막으로 얼굴에 훼이셜 마사지 오일을 조금 바르거나, 앞으로 설명할 '장미의 사랑(로즈 마사지 오일)'을 토닥토닥 조금 바릅니다.

그러나 훼이셜 팩을 너무 자주 해서는 안 됩니다. 그 이유는 팩제가 피부의 노폐물을 빼내기만 하는 게 아니라 피부의 천연 유지분까지도 제거하기 때문입니다. 훼이셜 팩을 너무 많이 하면 피부를 더 건조하게 합니다. 가장 좋은 것은, 한달에 한번 하는 것이라 생각합니다.

●●● **훼이셜 팩제**

· 클레이를 큰술로 수북이 하나를 물 2큰술에 넣은 다음 투명한 벌꿀 1/2작은술, 라벤더 오일 1방울, 제라늄 오일 1방울을 넣고 잘 개서 만듭니다.

>> 눈을 위한 습포

눈이 피로할 때, 콘택트렌즈 때문에, 혹은 담배 연기 때문에 눈이 매울 때에는, 네롤리 오일이나 카모마일 오일, 라벤더 오일 등의 습포를 하면 증상은 호전됩니다. 500ml의 미네랄 워터를 준비하고, 앞에서 말한 오일 가운데 한 가지를 1방울 첨가해서 잘 흔듭니다. 이 액체에 탈지면 패드 2개를 적신 후 짜서 그것을 양쪽 눈에 댑니다.

우는 것은 아주 유익한 행위로 울면 누적되었던 긴장과 정서를 풀 수 있습니다. 우는 것은 봄비가 집을 청결하게 해주는 것과 유사합니다. 울고 난 후에는 기분이 아주 경쾌해지지만, 거울로 자기 얼굴을 보고서 깜짝 놀랄 때도 있을 겁니다.

붓고 충혈된 눈을 진정시켜 평상시의 모습으로 회복시키기 위해서는 얼른 라벤더 오일이나 카모마일 오일을 사용해서 양눈에 습포를 하면 가라앉게 됩니다. 이 경우에는 당신의 손바닥만한 탈지면을 사용해 주세요(이 습포는 눈가 부분뿐만 아니라, 볼 윗부분과 눈보다도 위인 눈썹이 있는 부분의 부기를 완전히 낫게 하기 위한 것이므로 그러기에 충분한 크기의 탈지면이어야 합니다). 그리고 가능하면 30분 정도 무언가 기분을 진정시키기에 좋은 음악을 틀어 놓고 누워 있으세요.

주의할 점
콘택트렌즈를 끼고 있는 사람이 눈에 습포를 할 때에는, 그 전에 반드시 렌즈를 빼야 합니다.

>> 젊음의 비결, 장미의 사랑

로즈 오일의 치유 작용을 활용하여 당신의 몸을 건강하고 아름답게 하며, 신비롭기까지 한 향기를 발산시켜 보세요. 목욕 후, 이 '장미의 사랑'을 얼굴과 몸에 펴바르는 느낌으로 마사지합니다. 건조해지기 쉬운 부위, 나이가 느껴지는 부분에는 특히 주의를 기울여 마사지하세요. 팔꿈치를 보면 여성의 나이를 알 수 있다고 합니다. 이 부분은 뼈 위의 지방이 아주 적어서 피부가 금방 건조해져 주름이 잡히기 쉽기 때문입니다. 하지만 팔꿈치 부위 전체에 호호바 오일과 로즈 오일을 섞어 잘 마사지해 바르면 그 힘에 의해 2~3년은 젊어질 수 있다고 생각합니다.

●●● 장미의 사랑(전신 마사지 오일)
· 로즈 10방울+호호바 오일 5㎖+베이스 오일 45㎖
· 로즈 2방울+호호바 오일 5㎖

>> 호호바 오일에 관해서

호호바 오일은 미국의 인디언들이 여러 피부 증상에 대해, 또한 건성 피부와 지성 피부의 트리트먼트를 위해, 또 머리카락을 보호하여 잘 갖추는 데에 사용한 것으로, 아주 귀중한 필수품으로 여겼습니다. 북미 인디언에게는 다행스럽게도 호호바 오일이 있었습니다. 저는 베이스 오일을 광범위하게 선택할 수 있다고는 하지만 호호바 오일은 언제나 변함없이 선호하며, 그것이 없으면 안 됩니다. 호호바 오일은 아주 훌륭한 연화제이며, 자연보호에도 한몫을 하고 있습니다. 그 이유는 호호바 오일이 고래기름 대신 사용되기 때문입니다. 요컨대 이 때문에 전세계의 고래가 멸종하지 않게 된 것입니다.

호호바 오일의 특성은 여러 가지가 있지만 그 중 몇 가지는 극히 독특한 것입니다. 그 독특한 특성은 이 호호바의 저목이 다른 식물은 전혀 자라지 않는 북미의 사막에 자라고 있다는 사실에 있는 것 같습니다. 이 저목은 수분을 찾아 땅속 12m나 되는 깊이까지 그 뿌리를 뻗어 살아남습니다. 그리고 생명 유지에 긴요한 양분이 땅속에 없을 때는 생장을 멈춥니다.

호호바 오일은 요오드와 단백질을 함유하고 있으며, 또한 이는 액체 왁스이므로 냉장고에 넣으면 굳어집니다. 호호바 오일은 지방을 유화시키고 체조직을 강화시키므로 다이어트를 하고 있을 때나 운동을 해서 체중을 줄이려고 할 때에 사용하면 이상적입니다. 호호바 오일은 피부를 보호하므로 손에 바르면 이상적인 보호벽이 되고 아기의 엉덩이를 기저귀 발진으로부터 지켜줍니다. 호호바 오일은 항알레르기 작용이 있다고 여겨지기 때문에 어떠한 민감한 피부도 이것에 대해 내성이 있을 것입니다.

호호바 오일에 대해서는 이 책 여기저기에 나오지만, 이 장에서 가장 자세히 다루어 놓았습니다. 그 이유는 호호바 오일이 스킨 케어와 헤어 케어에 꼭 필요한 것이라는 것을 알기 때문입니다.

>> 헤어 린스에는

전통적으로, 몇 가지의 에센셜 오일류가 여러 헤어 타입에 맞는 헤어 린스액으로 사용되어 왔습니다. 몇 가지는 다른 것들보다도 자연적이긴 하나, 그래도 진짜 자연산 샴푸를 사기는 어렵습니다. 그러나 방향수로 헤어 린스를 하면 당신의 머리에 아름다운 자연의 향기를 줄 수 있습니다. 널리 이용되는 린스용 에센셜 오일은 로즈마리 오일과 카모마일 오일입니다. 로즈마리 오일은 예전부터 짙은 색 머리카락에 윤택을 주어 색을 깊이 있게 하는 데에 권장되고 있습니다.

카모마일은 금발에 권장되어온 허브입니다. 이것이 밝은색 머리카락에 자연스러운 윤기를 주는 작용을 하기 때문입니다. 하지만, 신비롭기까지 한 향기를 몸에 뿌리고 싶다면, 정말로 이국적인 헤어 린스도 꼭 시험해 보세요. 가격은 비싸지만, 로즈 오일은 더할 나위 없이 근사한 것입니다. 그리고 이것은 당신의 머리를, 당신이 마치 요정 이야기책 속에서 걸어 나온 것처럼, 혹은 무도회에 참석하여 모든 이의 주목을 한 몸에 받고 있는 공주처럼 향기롭게 합니다. 또한 프랑킨센스 오일로 머리를 린스해 보세요. 기분을 새롭게 하고 싶을 때 등에 안성맞춤입니다. 이러한 린스액을 만들었으면, 그것을 갈색 병 (아로마 전문 매장에서 구할 수 있습니다)에 넣어둘 수도 있고, 빈 와인병에 넣어 코르크 마개를 막아두어도 좋습니다.

대부분의 에센셜 오일은 헤어 린스로 사용할 수 있지만, 어떤 에센셜 오일을 사용하려면 그 전에 그것을 넣은 린스액 병을 충분히 흔들어야 합니다. 패출리 오일은 색이 진하고 무거운 에센셜 오일이나, 이것을 1방울 물에 떨어뜨려 잘 섞으면 1960년대 말의 기분을, 그리고 또한 진리를 추구하여 제가 연구를 하던 무렵을 생생하게 기억나게 합니다. 거의 대부분 어떤 에센셜 오일라도 마지막 헤어 린스로서 사용할 수 있으므로, 당신이 앞으로 뿌리려고 하는 향수에 맞추어, 혹은 당신이 연출하고자 하는 기분에 걸맞게, 린스액을 바꿀 수 있습니다.

●●● 짙은 색 머리카락에 사용하는 헤어 린스

· 로즈마리 2방울+로즈우드 1방울+제라늄 1방울+물 1ℓ

이 에센셜 오일을 1ℓ의 물이 든 병에 넣어 마개를 닫고 잘 흔듭니다. 에센셜 오일은 물에 용해되지 않지만, 세차게 잘 흔들면 물 속으로 충분히 분산됩니다. 이 린스액을 사용하기 전에 한번 더 흔들어 주세요.

>> 손상된 머리의 오일 트리트먼트

머리는 여러 가지 이유로 손상됩니다. 예를 들면 날씨나 파마나 염색 등으로 인해, 또 고데나 블리치에 의해, 경우에 따라서는 작용이 강한 샴푸로 자주 감는 것에 의해서도 손상을 받습니다. 그 손상의 원인이 어떤 것이건 간에 당신의 머리에 윤기가 없어지고, 푸석푸석 메마른 느낌이 날 때에는 일주일에 한번 오일 트리트먼트를 하면 머리에 필요한 영양분을 회복시켜 머리의 외관을 개선함과 더불어, 두피에 영양분을 보급해서 머리가 생겨나는 '토양' 상태를 양호하게 할 수 있습니다.

2~3시간을 할애해 두세요. 우선 먼저 트리트먼트용 블렌드 오일을 만들어 놓은 후, 머리를 몇 부분으로 나누어 적당량의 트리트먼트 오일을 찻잔받침이나 작은 그릇에 부어 탈지면을 거기에 적십니다. 이 트리트먼트 오일을 각 머리 부분에 바르고, 다 끝나면 오일을 적신 탈지면으로 머리카락 끝 부분까지 쓸어내리도록 합니다. 머리카락 끝부분은 가장 메마르기 쉽고 갈라지기 쉬운 곳이므로, 여기에는 듬뿍 트리트먼트 오일을 바르세요. 이리하여 머리에 완전히 오일이 배어들면, 머리 위로 머리카락을 잡아올려 타올로 감쌉니다. 그리고, 그대로 최소한 2시간 두어 오일을 충분히 작용하게 해주세요. 그리고 나서 머리를 감습니다. 이때 가장 좋은 방법은, 먼저 머리에 적당

량의 샴푸와 소량의 물을 섞어 오일을 유화시키듯이 씻어주고 나서 다시 평소 같은 방법으로 감습니다.

●●● 파마나 블리치 등에 의해 손상된 헤어용 트리트먼트
- 로즈우드 8방울+제라늄 3방울+샌달우드 3방울+라벤더 5방울+호호바 오일 10㎖+베이스 오일 45㎖
- 로즈우드 2방울+제라늄 1방울+샌달우드 1방울+라벤더 1방울+호호바 오일 2~3방울+베이스 오일 20㎖
- 라벤더 8방울+머틀 3방울+제라늄 3방울+호호바 10㎖+베이스 오일 45㎖
- 라벤더 3방울+머틀 1방울+제라늄 1방울+호호바 오일 20㎖

>> 지성 모발의 오일 트리트먼트
모발이 지성이 되는 것은 피지선이 과다해지기 때문인데, 이는 사춘기에는 널리 일어나고, 또 생리 때나 스트레스를 받을 때 등에도 일어납니다. 에센셜 오일 중에는 수렴 작용 없이 또 두피를 건조시키지 않고 피지선의 활동을 정상화시키는 작용을 해주는 것이 몇 가지 있습니다.

티트리 오일, 레몬 오일, 제라늄 오일, 라벤더 오일은 모발이 지성이 되는 증상에 유익함과 동시에, 이들 에센셜 오일에 항균력이 있어서 두피에 부스럼이 생기는 것을 방지하는 작용을 합니다. 지성 모발용의 처방에 따라 각 에센셜 오일을 혼합한 후, 그것을 부드럽게 두피에 마사지하여 배어들게 합니다. 처방대로 트리트먼트 오일을 만들고 나서, 그 다음에는 앞에서 말한 손상 모발 트리트먼트 때와 동일하게 트리트먼트 해주세요.

●●● 지성 모발용 트리트먼트

· 베르가못 6방울+라벤더 7방울+호호바 오일 5㎖+베이스 오일 45㎖
· 베르가못 2방울+라벤더 2방울+호호바 오일 2~3방울+베이스 오일 20㎖
· 레몬 5방울+일랑일랑 3방울+오렌지 5방울+호호바 오일 10㎖+베이스 오일 40㎖

>> 이 퇴치를 위한 오일 트리트먼트

머리에 생기는 이는 그 옛날 여성들이 가발을 쓰고, 머리를 자주 감지 않았던 때에 흔하게 생겼습니다. 이는 충분히 이해가 갑니다. 그러나 오늘날 여성들은 과거 어느 때보다 자주 머리를 감는데도 불구하고, 그 옛날의 문제가 재연되고 있습니다. 이런 현상이 일어나고 있는 이유는 여러 가지로 논의가 있는데, 이는 이제 일부 화학약제에 내성을 지니기에 이르러 살충제에도 살아남았습니다.

이는 이 약제로 예전에는 살충되었으나, 지금은 아무렇지도 않은 것입니다. 이는 전보다 더욱 집요해졌습니다. 이는 한 가닥의 머리카락에 10시간 이상이나 달라붙어 살아 있을 수 있습니다. 그러므로 남의 헤어 브러시를 빌리는 것은 현명하지 않습니다. 머릿니는 물 속에서도 오랫동안 살아 있는 것 같습니다. 그러므로 아무리 수영을 해도 다이빙을 해도 샤워를 해도, 혹은 머리를 감아도, 머릿니를 익사시키는 것은 거의 불가능하다고 합니다. 이를 죽이는 단 한 가지 방법은, 이가 내성을 갖고 있지 않은 화학약제나 에센셜 오일을 사용하는 것입니다.

약국에서 파는 많은 '이 퇴치제' 중 몇 가지는 알코올을 기제로 하고 있습니다. 이러한 약제는 두피를 자극하는 경우가 때때로 있으며 또 열과 알코올은 위험한 조합이므로 이것을 바른 머리는 방치하여 자연히 말리도록 해야 합니다. 긴 머리인 당신이 운 나쁘게도 이가 옮아 이 약제를 발랐다고 하면, 머리를 말리는 데에 온종일 걸릴 것입니다. 이 문제에 대항하는 데에 에센셜 오일을 조합한 것을 이용하면, 2시간 이내에 이를 사멸시킬 뿐 아니라, 약국에서 조제 받는 약제의 몇 분의 일밖에 안 되는 비용만 들여도 되며, 당신의 두발을 건강하게 유지하고 게다가 윤기 있게 할 수 있습니다.

아래의 처방에 따라 트리트먼트 오일을 만들어, 그 오일을 모근과 두피에 주의 깊게 바릅니다. 그리고 이 오일을 두발의 나머지 부분 전체에 바르고 머리 위로 잡아올려 머리를 긴 랩으로 둘둘 감싸, 두발이 랩에 완전히 싸였음을 확인합니다. 혼자서 하기에는 좀 어렵습니다. 만일 거들어줄 사람이 없을 때는, 랩을 잘라서 귀 윗부분부터 랩을 머리에 휘감기 시작해서, 머리의 중심을 향해 감싸 올리도록 할 것을 권합니다. 머리 전체를 랩으로 감쌌으면, 양쪽 귀 뒤에 랩 끝부분을 끼웁니다.

●●● 머릿니 퇴치용 트리트먼트
· 로즈마리 25방울+제라늄 5방울+라벤더 5방울+베이스 오일 75㎖

>> 비듬 제거를 위한 오일 트리트먼트

비듬은 두피 표면의 유지분의 불균형에서 생기는 것으로, 이는 건성 피부와 관련된 장애로 생각하기 쉽습니다. 하지만 실제로는 피지선의 활동 과다로, 여드름이 난 사람들에게 비듬이 있는 일이 흔합니다. 특별히 유해한 것은 아니라 해도, 죽은 피부가 어깨에 떨어져 있어 사람들 눈에 띈다든지, 지성인 머릿결에 죽은 피부의 파편이 붙어 있든지 하면 유쾌하지 않습니다. 비듬은 또한 어떤 음식에 알레르기를 가진 사람이 이를 먹었을 때와, 칸디다 알비칸스에 의한 병에 걸리는 경우에도 생깁니다. 예를 들면 저희 큰딸은 유제품 알레르기가 있어 피자나 밀크 쉐이크 등을 먹으면 비듬이 생깁니다.

비듬은 많건 적건 무엇인가 몸에 장애가 일어나고 있다는 경고입니다. 따라서 왜 두피가 약해졌는지 그 이유를 밝힐 필요가 있습니다. 만약 비듬이 정기적인 두통이나 어깨결림 등과 함께 생겼을 때에는 목 부분 경골의 부전탈구(不全脫臼)가 일어났을 가능성이 있습니다. 이는 척추교정 지압요법사를 찾아가면 고칠 수 있습니다. 그러나 호호바 오일과 티트리 오일을 베이스로 한 국소 치료제를 바르면 두피 상태는 대폭 개선되어, 어깨에 떨어지는 비듬을 적게 할 수가 있습니다.

비듬에 가장 좋은 에센셜 오일은 호주산 티트리 오일입니다. 이는 유칼립투스 오일과 비슷한 향기를 가지지만, 피부에 대해서는 유칼립투스보다 훨씬 온화하게 작용합니다. 티트리 오일에는 항균·항진균 특성이 있어 지루 증상을 빠르고 안전하게 치유시킴과 동시에 무언가 다른 2차 감염증의 확산을 예방합니다. 앞서 얘기한 것처럼 티트리 오일은 피부에 대단히 안전하지만, 극히 소수의 사람들에겐 이 에센셜 오일에 대한 내성이 없습니다(제 아들도 그렇습니다). 만일 당신의 피부가 대단히 민감하다면 두피 전체를 치료하기 전에 팔에 티트리 오일을 조금 발라볼 것을 권합니다.

저는 호호바 오일과 티트리 오일을 함께 블렌드하고 있습니다. 그것은 양쪽 모두 비듬을 줄이는 치료 특성이 있기 때문이지만, 티트리 오일 냄새를 좋아하지 않는 사람이나 과민한 사람은 호호바 오일만으로도 좋습니다. 호호바 오일은 비듬을 고치는 데 효과가 있는 최상의 천연 산물의 하나이므로, 이를 일주일에 2, 3회 두피에 마사지하여 문지르는 것입니다. 앞서 말한 손상된 머리의 오일 트리트먼트와 같은 방법으로 해주세요.

●●● 비듬 제거용 트리트먼트
· 유칼립투스 7방울+로즈마리 12방울+호호바 오일 5㎖+베이스 오일 45㎖
· 유칼립투스 1방울+로즈마리 2방울+호호바 오일 2~3방울+베이스 오일 20㎖
· 티트리 20방울+호호바 10㎖
· 레몬 2방울+일랑일랑 1방울+오렌지 1방울+호호바 오일 2~3방울+ 베이스 오일 20㎖

>> 정상 모발의 컨디셔너 트리트먼트
정상 타입의 모발에 매력적이고 아름다운 윤기를 더하기 위해서는 적량의 질 좋은 베이스 오일을 준비하고, 여기에 호호바 오일과 몇 종류의 에센셜 오일을 섞어 이를 모발 전체에 발라 마사지하는 것입니다. 이때 특히 긴 머리의 끝부분에 이것을 잘 바릅니다. 여기는 특히 머리카락이 갈라지기 쉬운 곳입니다. 그리고 모발을 올려 타월로 싸주세요. 그대로 30분에서 1시간 정도 둔 후, 샴푸와 소량의 온수로 기름을 유화시킨 후 부드러운 샴푸로 씻어냅니다. 호호바 오일은 스위트아몬드 오일 등의 너트 오일류보다 훨씬 비싸지만, 이를 베이스 오일에 10% 정도 첨가하면 좋습니다. 만일 제가 긴 생머리였다면, 분명히 항상 이 성분을 조합하여 사용했을 것입니다. 하지만 저는 단발 스타일이어서 너트 오일을 베이스 오일로 쓰지 않고 호호바 오일과

에센셜 오일만을 컨디셔너로서 쓸 때가 많습니다.

일주일에 한번, 이 트리트먼트를 하면, 모발을 아름답게 정돈할 수 있어, 다른 컨디셔너가 낼 수 없는 윤기를 냅니다. 아로마테라피의 컨디셔닝제는 슈퍼에서 산 헤어컨디셔너와는 전혀 다른 식으로 작용하는 것입니다. 시판하는 컨디셔닝제는 모발의 화학적인 코팅을 바꿔, 그 분자구조를 알칼리성에서 산성으로 변화시키도록 처방되어 있습니다. 따라서 이는 화장품으로서 도움이 되는 것뿐입니다.

호호바 오일은 그것과 전혀 다른 식으로 작용합니다. 그것은 이 액체 왁스가 모발을 코팅해 부드럽고 빛나게 하는 것만이 아니라, 두피에도 아주 좋은 작용을 하기 때문입니다. 건강한 두피는 건강하고 윤기 있는 모발을 가지기 위한 기본입니다. 호호바 오일의 향기는 불쾌한 것이 아니라, 조금 태운 듯한 냄새가 나지만, 저는 이 호호바 오일의 원래 향기를 조금 개선하여 헤어와 두피의 컨디셔닝을 하고 있으면 그 향에 흠뻑 빠지고 싶을 정도입니다. 그래서 저는 어떤 때에는 로즈우드 오일을 1방울, 어느 때에는 샌달우드 오일을 1방울, 또 어느 때에는 로즈 오일 1방울을 호호바 오일에 각각 섞어봅니다. 그러나 가장 자주 사용하는 것은 클라리세이지 오일입니다.

제8장
임신과 출산

>> **자신의 몸에 신경을 써주세요.**

임신중일 때 마음껏 몇 번이고 방향욕을 하고 집안에 아름다운 향
이 풍기게 했을 뿐인데, 감기 이외의 병에 걸린 적이 없다는 사실을
깨달았습니다. 이는 아마 여성이 임신을 하면, 태내에서 자라고 있는
새로운 생명을 지키기 위해 몸이 특별한 항체를 만들어내기 때문일
것입니다. 하지만 제가 건강할 수 있었던 데에는 아로마를 중심으로
한 라이프 스타일도 부분적으로 도움이 되었다고 생각합니다.

이 사실은 런던의 대역(1664년부터 1665년에 걸친 페스트의 대유
행을 말하는 것으로, 시 인구 46만 중 사망한 사람이 7만 명 이상이었
다고 합니다) 때에, 향료업자와 장갑제조업자(이 사람들은 가죽을
처리하는 데에 에센셜 오일을 사용하고 있었습니다) 그리고 지팡이
의 끝 부분에 구멍을 내서 거기에 강한 향의 허브류와 스파이스류를
채우고 다녔던 의사들만이 살아 남았다는 사실을 생각한다면, 그다
지 상상하기 어렵지도 않을 것입니다.

물은 임신중인 여성에게 아주 좋은 것입니다. 미네랄 워터를 많이 마시고 정기적으로 수영을 하는 것도 좋습니다. 긴장을 풀어주는 방향욕용 에센셜 오일은 당신이 좋아하는 에센셜 오일이라면 대체로 어느 것이나 당신에게 유익합니다. 그러므로 어느 에센셜 오일을 택할 것인지는 그 사람의 기호로써 정하면 되는 것입니다. 제가 처음 임신했을 때, 특히 페티그렌 오일이 마음에 들었던 게 생각납니다. 페티그렌 오일 향을 맡으면 그 당시의 일이 머리 속에 되살아납니다. 클라리세이지 오일과 제라늄 오일은 모두 의욕을 높여주는 에센셜 오일로서 특히 하루하루가 마치 영원히 계속될 것처럼 느껴지면서 아기가 절대로 태어나지 않는게 아닐까 하고 여겨지는 임신 말기에 효과를 발휘합니다.

라벤더 오일은 임신하고 있을 때에는 꼭 필요한 것입니다. 이것은 무수한 효능이 있으며, 게다가 피부에는 가장 안전한 에센셜 오일이기 때문입니다. 정말로 무슨 신비한 조화일까요. 단 한 가지 물질이 목욕용으로 가능하고, 피부에 쓰이고, 향수도 되고, 긴장을 풀어주고, 치유를 촉진하며, 화상을 낫게 하고, 출혈을 멎게 하고, 평안한 수면을 약속하는 등 많은 용도가 있습니다. 그러한 물질을 어딘가의 제약회사가 만들어내어 개가를 올리는 일 같은 것을 당신은 상상할 수 있겠습니까? 그런 일이 가능할 리 없습니다.

라벤더 오일이라는 창조물에서 우리들은 지고한 조향사의 수완을, 최고의 과학자의 재능을, 그리고 온갖 화장품 화학자의 지식을 다져 넣어 한 덩어리로 한 것을 볼 수 있습니다. 그것이 하나의 병 속에 담겨져 있지만 하나의 약상자에도 필적하는 효과를 만들어낸 것입니다. 임신하고 있을 때에 라벤더 오일이 도움이 된다고 표현했습니다만, 이 에센셜 오일에는 건강한 백혈구의 생산을 촉진하고, 백혈구에 활성을 부여하여, 감기 바이러스와 같은 체내에 침입하려는 유기체를 억누르는 힘이 있습니다. 저는 임신중에 적어도 일주일에 한번은 라벤더욕을 할 것을 권하고 싶습니다.

티트리 오일을 욕조에 넣고 목욕을 하면, 감기에 걸렸을 때 신체를 강화하고 감기를 낫게 할 수 있습니다. 티트리 오일에는 항진균 특성과 항균 특성이 있으며, 여러 피부 증상을 개선시켜 줍니다. 이 에센셜 오일은 어떠한 이유에서인지 라벤더 오일의 향을 좋아하지 않는 사람들이 화상을 입거나 햇볕에 너무 탔을 때에 아주 좋은 대용품이 됩니다. 여름철에는 베르가못 목욕이나 로즈우드 목욕을 하면 아주 기분 좋은 생기를 준다는 것을 알게 되었습니다. 이는 아침에도 밤에도 즐길 수 있습니다. 기분 전환에 이상적인 목욕용제가 되는 것은 레몬 오일, 오렌지 오일, 로즈마리 오일, 네로리 오일, 클라리세이지 오일입니다.

그보다도 무겁고 강한 방향을 발하는 에센셜 오일은 샌달우드 오일, 제라늄 오일, 자스민 오일, 패출리 오일, 일랑일랑 오일입니다. 페퍼민트 오일을 약간만 목욕물에 섞으면, 한여름에 몸을 아주 선선하게 해줍니다. 1976년, 임신 말기에 무더위에 지쳤을 때 페퍼민트 목욕을 하고서 몇 번이나 기운을 차릴 수 있었습니다. 페퍼민트 목욕을 할 때에는 미지근한 목욕물에 이 에센셜 오일을 2~4방울 떨어뜨리면 됩니다. 물을 잘 섞고 몸을 담가 느긋하게 휴식을 취하세요.

임신하고 있는 동안 당신은 아주 소중한 사람입니다. 그때는 자기 위주로 가능한 한 자신의 몸에 신경을 쓸 때입니다. 당신의 건강 상태는 그대로 뱃속의 아기에게 반영됩니다. 당신의 마음 상태도 당신의 뱃속에서 자라나고 있는 태아에게 영향을 줍니다. 당신이 먹는 것, 마시는 것은 모두 다, 또 어느 정도 당신이 피부에 바르는 것도,

당신의 아이를 성장시키고 완성시키는 소위 건축 블럭이 되는 것입니다. 긍정적이며 아름다운 생각은, 아기에게 해를 끼칠 우려가 있는 여러 가지 기본적인 것들을 변하게 하는 힘이 있습니다. 어떤 습관을 그만두는 것은 때로는 분명히 어려운 일입니다. 하지만 임신하고 있는 9개월이라는 기간은 우리들의 일생에서 보면 극히 짧은 기간이나, 태내에서 자라나고 있는 아기에게 있어서는 그 일생에서 가장 중요한 때라는 사실을 우리들은 상기해야 할 것입니다.

우리들은 기분이 우울해지거나 울적해졌을 때에는 술 한 잔이나 담배 한 개피에 손을 뻗고 싶은 참을 수 없는 강한 유혹에 사로잡히는 법이지만, 그런 때에는 예를 들어 기분을 밝게 고조시키는 클라리 세이지 목욕 같은 안전한 대용물을 선택하세요. 또한, 배치의 구급약(Bach Flower Remedies) 중 무언가를 이용하는 것도 좋을 것입니다. 저는 배치의 구급약이 스트레스가 심할 때 특히 경미한 사고 후에 유익함을 알게 되었습니다.

>> 임신중의 변비에는

임신하고 있을 때의 변비는 정말이지 불쾌하고, 모체에도 태아에게도 해로운 것입니다. 그러나 이것은 현명한 식생활을 하면 고민 없이 해결되는 일입니다. 저는 첫 아이를 임신하기 전부터 채식주의자였기 때문에 현미와 샐러드, 통밀 빵과 미네랄 워터를 충분히 섭취하는 식생활을 하고 있었습니다. 그 덕택에 저는 이런 것으로 고민하는 경우는 좀처럼 없었습니다. 그러나 채식주의자이건, 생선을 많이 먹든, 고기를 좋아하든 적게 먹더라도 가능하면 아예 금하는 게 좋은 음식이 있습니다. 치즈, 다량의 계란, 흰 빵, 그 밖에 정백 소맥분으로 만든 식품은 모두 변비를 유발시킬 가능성이 큽니다. 붉은 살코기(쇠

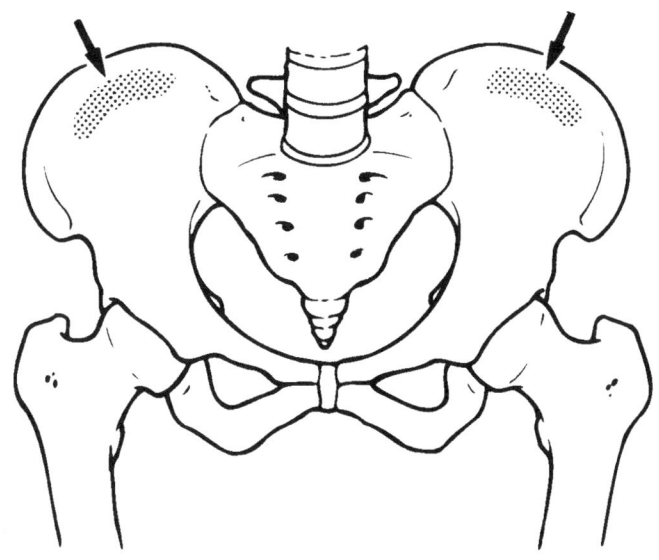

골반뼈

고기나 양고기 등)는 장 속에서 소화되는 데 며칠이나 걸리기 때문에 변비 증상을 악화시킵니다. 대부분의 야채는 섬유질을 함유하고 있는데, 이 식물섬유는 장의 기능을 원활하게 하는 힘이 있으므로, 야채는 매일 섭취해야 합니다. 또한 스트레스도 변비를 일으키는 원인이 되므로, 긴장을 풀어주는 방향욕을 권합니다.

심한 변비로 고심하고 있는 사람에게 권하고 싶은 것은, 간단한 블렌드 오일을 사용하여 등 부분을 마사지하는 것입니다. 특히, 골반 안쪽 척추의 양옆 영역(위 그림을 봐주세요.)을 세심하게 마사지해 주세요. 이 부분을 마사지하면 약간 통증을 느끼게 됩니다. 그것은 장이 제대로 그 기능을 하고 있지 않을 경우, 이 영역을 만지면 늘 통증을 느끼게 되는 부분입니다. 일어선 자세에서, 이 부분을 자기 스스로 마사지할 수도 있습니다. 조금 아프더라도 오랜 기간 변비로 불쾌감을 느끼는 것보다는 낫다고 생각하고 아픈 곳에 확실히 일정한 압력을 가해야 합니다.

●●● **변비 때의 마사지**
- 마조람 15방울+로즈 3방울+베이스 오일 50㎖
- 마조람 4방울+로즈 1방울+베이스 오일 20㎖

>> **주변 공기를 정화한다**

의사와 조산원이 아기를 받을 때에는 하얀 마스크를 하는 게 관례가 되어 있지만, 별로 의미 없는 이 관례는 이제 그만 두는 게 좋겠다고 생각합니다. 공기를 타고 옮아오는 세균은 미세한 것이므로, 마스크를 한 사람이 말을 하거나 기침을 하면, 세균은 바로 그 거즈 마스크를 통과하여 나와버립니다. 그러므로 산부에 대한 심리적인 효과는 어찌되었든 간에 마스크를 하더라도 무의미에 가까운 것입니다. 그러나 공기 중의 세균은 에센셜 오일의 수증기에는 약하므로, 출산을 병원에서 하건 집에서 하건, 침대 곁에 온수를 채운 그릇을 놓고 거기에 에센셜 오일을 떨어뜨립니다. 이 경우에는 강한 항균력이 있는 에센셜 오일을 사용해야 합니다.

여기에는 베르가못 오일, 레몬 오일, 라벤더 오일, 니아울리 오일과 같이 가벼운 방향유가 좋을 것입니다. 유칼립투스나 그와 유사한 머틀 오일도 이용할 수 있지만, 이 두 가지 에센셜 오일은 향이 너무 강렬하다고 느끼는 사람들도 있습니다. 티트리 오일은 놀라운 살균 소독력이 있는 에센셜 오일이나, 이 향을 싫어하는 사람이 있습니다. 저는 티트리 오일을 라벤더 오일이나 레몬 오일 등과 블렌드 하면 잘 맞는다는 것을 알게 되었습니다. 이 블렌드 오일은 아주 신선한 향기를 발산합니다. 살균 소독력이 있는 데다가, 병원 소독약 냄새보다 백만 배나 멋진 향기입니다.

에센셜 오일을 실내 정화제로서 사용하면, 우리들의 주변에 늘 존재하는 세균과 바이러스로부터 자기 가까이의 주변 환경을 지키게 됩니다. 일전에 의사와 몇 명의 간호사가 백의를 입고 마스크를 하고 장갑을 끼고 병든 아기가 누워 있는 병실에 들어가는 것을 본 적이 있습니다. 그때 그 사람들에게 '여러분은 신고 있는 구두를 멸균시키기 위해 어떠한 수단을 취하고 있습니까' 하고 묻고 싶었습니다. 병을 일으키는 미생물은 미세한 것이기 때문에, 우리들은 그것을 볼 수 없지만, 우리들의 후각을 통하여 그것으로부터 보호되고 있는지 아닌지를 알 수 있다는 것은 참으로 굉장한 일일 겁니다. 저는 에센셜 오일의 증기를 흡입할 때마다 '나를 지켜주고 강하게 해주는 생명력을 흡입하고 있음'을 느끼는 게 얼마나 자신에게 위안이 되고 격려가 되는지 깨달았습니다.

살균 소독 작용이 있는 에센셜 오일은 몇 가지 있습니다. 어느 에센셜 오일을 택할지는 임부 자신이 어느 에센셜 오일을 좋아하고 또 기쁘게 받아들일 것인가에 달려 있습니다. 오렌지 오일, 클라리세이지 오일, 제라늄 오일, 니아울리 오일, 네로리 오일, 로즈 오일, 베르가못 오일, 머틀 오일, 유칼립투스 오일, 라벤더 오일, 레몬 오일, 로즈우드 오일, 로즈마리 오일 중에서 선택해 보세요.

●●● 살균 소독력을 지닌 룸 스프레이
· 베르가못 또는 라벤더 오일 6방울을 500㎖의 뜨거운 물에 넣어두면 열기가 있으므로 방향이 됩니다.

>> 출산시의 마사지

출산하는 동안 등 아랫부분의 고통은 마사지로 줄일 수 있습니다. 출산 때에 당신 곁에서 줄곧 시중을 들어줄 사려 깊은 남편이나 친구가 있다면, 등 아랫부분을 마사지 받으면 아주 편해집니다. 이 마사지는 임신 마지막 달에 계속 행할 것을 권합니다. 그렇게 하면 이 마사지를 받을 때 어떤 자세를 취하는 게 가장 편한지를 알 수 있고 또한, 당신 남편에게 이렇게 저렇게 마사지하기 바란다고 지시하고 가르쳐 줄 수 있습니다. 마사지는 그 자체가 리드미컬한 강한 압력을 가하는 것이므로, 출산을 앞둔 여성에게 아주 좋은 체험이 됩니다. 고통을 경감시키고, 긴장 완화를 촉진하는 데 유익한 에센셜 오일을 마사지 오일에 더하면, 마사지 효과를 크게 높일 수 있습니다.

이 마사지는 산부가 받기 원할 때에, 또 마사지하는 사람의 기운에 따라 간격을 두고 수시로 행하도록 합니다. 사람에 따라서는 출산에 매우 시간이 걸리는 경우가 있습니다. 저는 첫 출산에 27시간이 걸렸습니다. 촉진제 따위는 일절 사용하지 않고서 '자연스럽게 행해야겠다'고 결심하고 있었지만, 시간이 지연됨에 따라, 아기가 태어난 후 시중들어줄 남편이 저보다도 더 지쳐버리는 건 아닌가 하고 걱정될 정도였습니다.

여성의 대부분은 병원에서 지시하는 대로 약물요법을 받습니다. 출산도 마찬가지입니다. 그러나 우리들은 우리들이 안심할 수 있는 형태로 출산을 하지 않으면 안 됩니다. 출산이란 것은 약으로 이러저러하게 치료받을 병이 아닙니다. 아기가 이 세상에 태어나는 일은, 의학의 손을 빌리는 난폭한 것일 필요는 없습니다. 그게 아니라 오히려 온화하고 신비적인 것이어야 합니다. 그래야 당신은 기적이 일어나는 상황을 마음껏 즐길 수 있습니다.

게다가 많은 병원에는 산부를 위해 웅크린 자세로 출산할 수 있는 설비나, 조명을 어둡게 한 방이나, 경우에 따라서는 수조 안에서 출산할 수 있는 설비 등이 있습니다. 출산시 형제자매들이 동생의 탄생을 함께하고 싶어하고 산모가 원하면 그렇게 할 수 있습니다. 이는 병원에서의 산모 관리에 있어 커다란 개선입니다. 하지만, 제가 항상 가장 우선적으로 선택해온 방식은 경험이 풍부한 조산부의 도움을 받아 집에서 출산하는 것이었습니다. 그러나 안타깝게도 대규모 산원이 생겨서 집에 와주는 조산부는 줄어들고 있습니다. 그 탓에 앞으로 병원에서 분만해야만 하는 산모가 점점 많아질 것입니다.

●●● 긴장을 풀어주는 등 아랫부분의 마사지
· 베르가못 6방울+제라늄 2방울+샌달우드 5방울+베이스 오일 50㎖
· 베르가못 3방울+제라늄 1방울+샌달우드 2방울+베이스 오일 20㎖
· 머틀 6방울+일랑일랑 2방울+라벤더 5방울+베이스 오일 50㎖
· 머틀 3방울+일랑일랑 1방울+라벤더 2방울+베이스 오일 20㎖

>> 임신중에 피해야 할 에센셜 오일

저는 임신 기간을 즐겁게 보냈습니다. 그것은 제가 흔한 치료를 받거나 하는 대신에 에센셜 오일을 사용하여 내 몸 안에서 일어나고 있는 변화를 마음으로부터 즐겼기 때문에 기쁨이 한층 더 깊어졌다고 생각합니다. 하고 싶을 때마다 욕조에서 목욕에 탐닉하기에 자신이 지금 임신하고 있다는 것만큼 좋은 구실은 다시 없었습니다. 그러나 임신중에 사용을 금해야 하는 에센셜 오일이 많이 있으며 또한 그 성질을 잘 모르는 몇백 종류나 되는 에센셜 오일(그것들에 대한 연구가 거의 행해져 있지 않거나, 전혀 연구가 되어 있지 않기 때문에 그것에 대한 문헌이 없습니다)도 피해야 합니다. 이 기간에 피해야 할 에센셜 오일은 **바질 오일, 시나몬 오일, 클로브 오일, 히숍 오일, 미르 오일, 오리가남 오일, 페니로얄 오일, 세이지 오일, 세이보리 오일, 타임 오일**입니다.

>> 구역질을 멎게 하기 위해서는

입덧할 때 구역질을 멎게 하는 가장 안전하고 유효한 것으로서 페퍼민트 오일보다 나은 것은 없습니다. 이 에센셜 오일을 설탕이나 꿀물 등에 떨어뜨려 복용하면 됩니다. 구역질은 임신 초기 단계에서 아주 많은 사람이 경험하는 것인데 이는 현명한 식생활을 하고 페퍼민트를 사용하면(페퍼민트의 허브 티도 괜찮습니다. 좋아한다면 이 차를 하루에 5~6회 마십니다) 쉽게 나을 수 있습니다. 처방 약에 도움을 구할 필요는 없습니다. 의사들이나 임산부 교실의 선생님이 임신중인 여성에게 '아직 그 실험 결과도 확실치 않은 화학약제 따위는 사용하지 말고, 허브 티를 마시거나 에센셜 오일을 사용해 주세요'라고 권했다면 살리도마이드(thalidomide)의 비극은 절대 일어나지 않았을 겁니다.

구역질이 날 때에는 페퍼민트 오일을 1방울씩(역자주: 녹차 4컵에 1방울을 떨어뜨림)을 기분이 좋아질 때까지 1시간 간격으로 복용하면 대개 가라앉습니다. 그러나 증상이 매우 심하고, 임부가 계속 구토를 할 경우에는 복부에 라벤더 오일의 습포를 해주세요. 이 습포를 만들려면, 더운물을 담은 대야에 라벤더 오일을 2방울 떨어뜨리고, 물에 작은 타월을 담갔다가 짭니다. 이것을 복부에 댑니다. 그리고 그 위에 더 큰 타월을 올려놓고, 30분 정도 누워서 쉬세요.

임신한 여성은 냄새에 매우 민감해지기 마련입니다. 그것은 후각

(이는 등한시하기 쉽습니다)이 임신 기간 중에 평상시보다도 예민해지기 때문입니다. 임신하고 있었을 때 저는 주변 공기가 건강하고 좋은 향을 풍기기를 바랐습니다. 제가 좋아하는 에센셜 오일은 베르가못 오일, 제라늄 오일, 라벤더 오일, 로즈 오일이었습니다. 그릇에 더운물을 넣고 거기에 그 에센셜 오일을 한두 종류, 2~3방울 떨어뜨려 그 향이 방안에 퍼지게 합니다.

이는 매우 간단하고 치유력도 있으므로, 임산부를 위한 클리닉이나 산원, 병원 대합실이나 많은 사람이 모이는 장소에서는 공기를 매개로 감염증이 쉽게 옮게 되는데, 그런 장소에서 방향 청정기가 사용되기를 바랍니다. 아직 아주 적은 수이지만, 몇몇 병원에서는 이미 에센셜 오일을 병동에서 사용하여 환자들의 기분을 밝게 하고, 병실 공기를 건강하게 하고 있습니다. 21세기를 맞이할 때까지는 이 습관이 더욱 더 확대되어 나갈 것임에 틀림없다고 확신하고 있습니다.

>> 임신선이 생기지 않게 하기 위해서

유방과 배가 커져감에 따라 피부는 세게 잡아당겨집니다. 그리고 난처하게도 그 때문에 임신선이 생겨버릴 경우가 있습니다. 임신선이란, 피하조직에 생긴 작은 상처 자국이 연속된 것입니다. 일단 생겨버리면 이 상처 자국은 없애기가 아주 어렵습니다. 임신선이 생기는 것을 방지하는 마사지 오일을 사용하여, 하루에 두 번 마사지하면 임신선이 생길 위험을 줄일 수 있습니다. 쓱쓱 어루만지는 듯한 동작으로 배에 이 오일을 부드럽게 바르면 됩니다. 가벼운 마사지는 그 자체가 아주 기분 좋은 것이며 뱃속의 아기도 기분 좋을 것임에 틀림없다고 생각합니다. 생식에너지를 부여하는 음식을 충분히 섭취하는 건강한 식생활을 하면 건강한 피부를 만드는데 매우 유익합니다. 그러한 피부라면, 필요한 만큼 팽창되고 그후 다시 정상으로 되돌아올 수 있는 법입니다. 그러나 임신이나 다이어트 등으로 급격히 체중을 줄여서 이미 임신선(살튼 자국)이 생긴 사람도 절망할 건 없습니다. 호호바 오일과 윗점 오일에 라벤더 오일을 섞어 만든 마사지 오일로 매일 마사지를 하면 점차 증상이 호전됩니다.

●●● 임신선이 생기는 것을 막는 마사지
· 라벤더 10방울+네로리 3방울+윗점 오일 50㎖
 (네로리 오일은 넣지 않아도 괜찮습니다.)
· 라벤더 4방울+네로리 1방울+윗점 오일 20㎖

>> 속쓰림에 좋은 에센셜 오일

임신하고 있을 때에 제일 싫고도 걱정스러웠던 것은 속쓰림이었습니다. 임신할 때마다 마지막 6주 동안 이 때문에 고민했습니다. 첫 아이 때에는 페퍼민트 오일을 복용했는데, 이는 임신 초기의 구역질을 멎게 하는 데에 효과가 있었습니다. 그러나 임신 후기 6주 동안에는 페퍼민트 오일이 약간 도움이 되었는데, 밤에 거의 2시간마다 깨어 물을 조금씩 마시거나, 페퍼민트의 허브 티를 마셔야 다시 잠들 수 있었던 것을 지금도 기억하고 있습니다. 제산약을 복용하고 싶지는 않았습니다.

두 번째 임신 때에는 로즈 오일을 복용해보고 이게 페퍼민트 오일보다도 효과가 오래 지속됨을 알았습니다. 그러나 이 또한 완전하게 해결해 주지는 않아서 세 번째 임신했을 때에는 무언가 좀더 효과가 강한 것을 찾아야겠다고 생각했습니다. 그때, 남편이 어떤 옛 문서에서 샌달우드 오일은 쓴맛의 에센셜 오일이나 속쓰림에 유효하다고 적혀 있는 것을 발견했습니다.

샌달우드 오일을 1방울 복용해보고 꽤 불쾌한 맛이지만 못 견딜 정도는 아니라고 생각했습니다. 이것은 큰 효능이 있었습니다. 그것만으로 하룻밤 푹 잘 수 있었습니다. 그러한 까닭에 샌달우드 오일을 진심으로 권하고 싶습니다. 그 시기에는 단 것이 싫었기 때문에 샌달우드 오일을 그냥 흑설탕에 떨어뜨리거나 꿀물에 타지 않고서 복용했습니다. 그러나 보통은 이러한 것들에 에센셜 오일을 섞어 복용하는 것이 가장 좋습니다.

주의할 점

소화불량이나 속쓰림 등의 증상에 대해 에센셜 오일을 복용하고자 할 경우에는 어떻게든 꼭, 정말로 믿을 수 있는 100% 순수한 천연 에센셜 오일을 구하도록 합니다. 이 점은 아무리 강조해도 부족할 정도입니다.

>> 고통을 가볍게 하는 온습포

출산이라는 것은 대단한 노력을 요하며, 또한 다른 어느 형태의 운동과도 다르기 때문에, 이에 관련된 과정을 이해하고 구할 수 있는 임신과 출산에 대한 좋은 책을 몇 권 읽을 것을 권합니다. 출산 때에는 여러 근육에 대단한 무리가 요구됩니다. 그러므로 약제의 도움을 빌리지 않고서 출산하고 싶은 사람은 누구나 이러한 근육을 강화시키기 위해 고안된 적절한 운동을 늘 실천해야 합니다.

그렇지만 출산 전에 단련시켜둘 수 없는 근육이 하나 있습니다. 그것은 자궁경부 근육입니다. 이것은 바짝 수축된 근육이지만, 이것이 쫙 끌어당겨져 아기의 머리가 빠져 나올 수 있게 되는 것입니다. 이것은 일반적으로 시간이 걸리는 고통스러운 과정입니다. 뭐니 뭐니 해도 여태까지 9개월 동안 작지만, 강인한 근육이 당신의 아기를 탄탄히 자궁 내부에 봉입해 왔으니까요. 자궁이 수축되는 동안의 불쾌감을 가볍게 하는 것은 등 마사지라고 알고 있었지만, 자궁 경부가 열릴 때의 고통은 가라앉힐 수 없다고 생각하기 시작했습니다.

이제 항복하고 무언가 마취제라도 맞아야겠다고 생각하기 시작했을 때, 남편이 제 하복부에 클라리세이지 오일을 사용한 온습포를 해주었습니다. 음모 바로 윗부분입니다. 통증은 예상했던 것보다 빨리 금방 가벼워졌고, 출산 동안 아무 것도 바라는 것도 없게 되고, 아무 것도 필요치 않게 되었습니다. 습포가 식으면 새로 뜨거운 것으로 바꾸어 주세요. 이 습포는 산모가 누워 있을 때에만 할 수 있다는 것을 말할 필요도 없습니다. 산모 중에는 출산을 앞두고 많이 걷는 운동을 하는 사람도 있습니다. 그러한 경우에는 클라리세이지 오일을 사용한 습포법 대신 복부 마사지를 하면 효과를 볼 수 있습니다.

●●● 출산시의 마사지
· 클라리세이지 7방울+로즈 3방울+일랑일랑 3방울+베이스 오일 50㎖
· 클라리세이지 2방울+로즈 1방울+일랑일랑 1방울+베이스 오일 20㎖
· 클라리세이지 4방울+베이스 오일 20㎖

제9장
산후 조리

저는 세 아이를 낳은 후 당연히 에센셜 오일을 사용했기 때문에, 산후 감염증에 걸린 적은 단 한번도 없습니다. 그러므로 어느 간호 관계 잡지에 실린 최근의 기사를 읽고 깜짝 놀랐습니다. 그 기사는 영국의 어느 조산원에서 산욕열이 유행한 사실을 전하고 있었습니다. 그 조산원에서는 아기를 갓 낳은 산부 5~6인이 연쇄구균에 감염되어 고열로 신음하고 있었습니다. 감염증이 발생한 원인은 조산원의 한 청소부임이 밝혀졌습니다. 이 청소부는 질의 만성적 감염증에 걸려 있었고, 감염증의 원인이 된 세균을 자기도 모르는 사이에 공기 중에 방출시키고 있었던 것입니다.

감염증에 걸린 여성들 전원에게 항생 물질이 투여되고, 우선 당장은 이 문제가 수습되었다고 생각합니다. 여기에서 생각해 봅시다. 조산원의 직원 한 사람이 문병객이나 간호사, 의사나 컨설턴트에게 심각한 병을 옮기는 경우가 있다고 하면, 과거에도 그런 일이 있었던 게 아닐까요?

조산원 직원들은 일손 부족으로 자기 건강이 좋지 않을 때에도 일 해야 하기 때문입니다. 입원중인 사람을 문병할 때 의학적 검사를 받 아야 한다고 하면, 도대체 어느 문병객이 그것을 승낙할까요? 조산원 의 공기를 멸균할 수는 결코 없지만, 산모도 아기도 위험에 노출되어 있어 모자 모두 보호해야 한다면, 우리들은 조산원에서 에센셜 오일 을 일상적으로 사용해야 한다고 주장하지 않을 수 없습니다. 이는 에 센셜 오일을 목욕물에 넣어 산모에게 좌욕을 시키고, 또 에센셜 오일 을 공기 중에 발산시켜 공기 중의 세균과 바이러스에 대항하게 하는 것은 가능한 일입니다.

영국의 어느 조산원에서는 지금, 아기를 막 낳은 산모에게 에센셜 오일을 이용하여 임상 실험을 진행시키고 있는데, 2년에 걸친 사용 으로 이미 대단히 좋은 성과를 거두고 있습니다. 신생아와 특히 감염 증에 훨씬 약한 조산아들을 의사, 조산부 그리고 조산원 직원 등 직 접 접촉하는 사람들로부터 보호하기 위해 레몬 오일, 베르가못 오일, 티트리 오일처럼 살균 소독력이 있는 에센셜 오일을 사용하여, 사람 들에게 양치질을 하도록 하는 방법입니다. 인후는 보통 감염증이 맨 처음에 발생하는 곳이기 때문입니다.

아이들을 낳고, 아이와 대면하여 젖을 먹인 후, 제가 자신을 위해 맨 처음 한 일은 목욕물에 사이프러스 오일과 라벤더 오일을 넣어 좌 욕하는 것이었습니다. 사이프러스 오일에는 수렴 작용이 있으며, 파 열된 혈관을 치료하고, 라벤더 오일은 매우 치유력이 뛰어나 상처가 난 곳을 공기 중의 세균에 감염되지 않게 보호하고, 새 피부가 생기 는 것을 부드럽게 촉진시키는 작용이 있습니다.

좌욕에는 새 플라스틱통이 이상적입니다. 저처럼 체격이 작은 사 람은 설거지용 통이 적당합니다. 더 큰 체격의 여성이라면 아기 목욕

통이 필요할 것입니다. 미처 준비하지 못했다면 만일 그게 좋을 것
같으면, 일반 욕조에 5~7㎝만 목욕물을 받아, 그 안에서 좌욕을 해
도 좋습니다.

저는 회음부를 봉합한 실을 뽑을 때까지 화장실에 다녀올 때마다
좌욕하기를 좋아했습니다. 이렇게 하면, 빨리 낫기 때문에 그렇지 않
은 경우보다도 2~3일은 빨리 실을 뽑을 수 있습니다(상처 자리를 봉
합했을 경우의 일이지만).

●●● 회음부 상처를 치유하는 좌욕
· 사이프러스 2방울+라벤더 3방울
  에센셜 오일을 온수에 떨구어 좌욕합니다.

>> 유두가 아플 때에는
예방은 치료보다 나은 법입니다. 배고픈 아기에게 젖꼭지를 습격
당하는 데에 대비해둘 것을 꼭 권합니다. 아기는 물건을 쥐는 힘이
무척 세며 빠는 힘도 엄청 강합니다. 꼭 모유로 아기를 키우고 싶어
하면서도 유두가 아프고 출혈을 하기 때문에 모유로 아이를 키우지
못한 여성을 몇 명이나 알고 있습니다. 유두는 민감한 부위이기 때문
에 대부분의 에센셜 오일은 작용이 너무 강하여 사용할 수 없으며,
또 아기에게 에센셜 오일을 삼켜버리게 하는 것도 권할 수 없습니다.
하긴 실제로는 에센셜 오일의 좋지 않은 맛 때문에 아기가 유방을 밀
어내 버릴 것입니다.

그래서 라벤더 오일 혹은 로즈 오일만을 사용할 것을, 그리고 아주
묽게 희석시킨 오일(작은술 하나의 너트 오일에 에센셜 오일을 1방
울 넣어 만듭니다)을 수유한 직후 유두에 마사지하여 스며들게 할 것

을, 또 수유하기 전에는 유두와 그 둘레 부분을 주의 깊게 씻을 것을
권합니다.

●●● 아픈 유두에 바르는 오일
· 로즈 1방울+스위트아몬드 오일 20㎖

>> 산후우울증

출산하고 난 후에 겪게 되는 우울증은 출산하고서 3~4일 후 모유
가 나오기 시작할 때 생기는 것이 일반적입니다. 이것은 몸 속 호르
몬의 교체 때문에 발생하는 것으로, 대개의 여성은 1~2일간 눈물이
많아지고 괴로우며 비참한 기분을 맛보지만 결국에는 자연히 정상으
로 회복됩니다.

그러나 여성 중에는 몇 개월이나 그러한 기분에서 빠져 나오지 못
하고 자기의 아기에게 전혀 애정을 못 느낄 정도인 사람도 일부 있습
니다. 저의 산후우울증 체험은 마치, 하늘에라도 오를 듯한 행복감에
서 비참함의 극한으로 빠져들어, 그 심연으로부터 어떻게 빠져나오
면 좋을지 알 수 없는 느낌이었습니다. 그런 심각한 상태였기 때문
에, 다른 사람과 이야기도 못하고, 또 그러고 싶지도 않아 아예 완전
히 분별을 잃어버렸습니다.

다행스러운 것은 자스민 오일이 이러한 증상에 좋다는 사실을 알
고 있었다는 점입니다. 남편은 목욕 준비를 해주고 거기에 자스민을
2~3방울 떨어뜨렸습니다. 발을 그 욕조에 넣자 마자라고 해도 좋을
만큼, 금방 기분이 밝아지기 시작했습니다. 목욕하고 나서 베개 주변
에 자스민 오일을 1방울 떨어뜨리고 잤습니다. 잠에서 깼을 때, 나의
산후우울증은 흔적도 없이 완전히 사라졌고, 몇 시간 전에 저 자신이

했던 행동에 목청을 높여 웃을 수 있었습니다.

자스민 에센셜 오일이 없으면 일랑일랑 오일이나 클라리세이지 오일 등을 사용해도 거의 같은 효과를 기대할 수 있습니다.

>> 젖이 잘 안 나올 때

보통 출산 후 자연히 모유가 분비되는데, 아기가 젖꼭지를 빨면 모유가 더 많이 나오게 됩니다. 요컨대 수요와 공급의 관계입니다. 하지만 때때로 모유가 충분히 나오지 않아, 아기를 배부르게 해줄 수 없을 때가 있습니다. 엄마의 식생활이 적절하지 않기 때문일 수도 있고, 출산 과정에서 체력을 심하게 소모한 데다가, 밤에 충분한 수면을 취하지 못하기 때문에 에너지가 소진되었기 때문일 수도 있습니다. 혹은 바로 위 아이가 아직 어려, 그 아이가 엄마의 주의를 끌고 싶어하기 때문일 수도 있습니다. 또한 자기는 모유로 아기를 기를 수 없는 게 아닐까 하는 스트레스 때문에 모유가 나오지 않는 때도 있습니다.

이러한 경우에는 우선 식생활을 조사해보아, 건강하고 영양 많은 식품류가 충분히 갖춰져 있는지, 그리고 또 섭취하는 총열량이 모유로 아기를 키우고 있지 않은 여성보다도 높은지를 확인해 주세요. 당신의 몸은 당신이 섭취하는 원료만으로 모유를 생산할 수 있는 것입니다. 다음 수유의 30분 전에 큰 컵으로 한 잔 미네랄 워터를 마시면 적절한 양의 모유를 나오게 하는 데에 유익합니다.

가장 좋지 않은 것은 모유가 약간 부족할 때, 그것을 보충하기 위해 우유 한 병을 아기에게 먹이기 시작하는 일입니다. 이렇게 하면 기대와 정반대인 결과가 생깁니다. 그것은 아기가 다음에 모유를 그다지 원하지 않게 되어 모유가 더욱 감소되기 때문입니다. 혹은 아기가 유방에서 모유를 빨기보다도 병에서 우유를 빼는 편이 훨씬 쉽기 때문에 우윳병을 더 좋아하게 되기 때문입니다.

저도 2~3일 젖이 적어졌던 경험이 있습니다. 그때 펜넬 차를 마셨습니다. 30g이나 60g 정도의 펜넬을 건강식품점에서 사는 것은 간단하고 돈도 많이 들지 않습니다. 펜넬 차는 작은술 하나의 펜넬 종자에 한 컵의 더운물을 부으면 됩니다. 더운물을 붓고 5분 정도 그대로 두세요. 그리고 차를 걸러 꿀을 넣어 2시간 간격으로 마시세요. 틀림없이 모유의 양이 늘어날 것입니다.

>> 유선염에는

유방의 통증은 참으로 괴로운 것입니다. 그 때문에 열이 나기도 합니다. 이 병은 '수유열'이라 불리우며 때로는 생명에 관련 있는 경우도 있습니다. 유선염이란 유방의 염증으로 유방 속의 모유가 완전히 없어지지 않거나, 유두의 젖 나오는 곳이 막혔을 때 발생합니다. 그러므로 모유로 아기를 기르기 시작할 때에 아기에게 양쪽 유방을 번갈아가며 수유하는 것도 현명한 방법입니다. 그것은 처음에 한쪽 젖만 먹이면, 그쪽은 항상 다 비워지지만 또 한쪽은 아기의 식욕에 따라 비워지지 않을 경우도 발생하기 때문입니다. 또, 수유 후에는 늘 유두를 주의 깊게 씻는 일도 중요합니다.

유선염에 걸렸을 때 가장 중요한 것은 국부의 열을 빼내는 일입니다. 미지근한 물에 라벤더 오일, 제라늄 오일, 로즈 오일을 넣어 그것으로 습포하면, 열이 큰 폭으로 빠져 통증이 가벼워집니다. 그래도 열이 계속 오르는 것 같으면, 의사의 진찰을 받으세요. 밤중에 유선염 증상이 나타나, 이튿날에 의사를 불러야겠다고 마음먹었을 때에는 다음 방법을 취할 수 있습니다. 앞서 말한 유방 습포에 겸하여 유칼립투스 오일을 사용해서 발을 씻으면, 일시적으로 열이 내립니다. 이를 2시간 간격으로 행합니다. 혹은 침대에 누워 있어도 좋은데, 너무 두꺼운 이불을 덮어서 열이 오르게 하지 않도록 해주세요. 그리고 유방에 필요할 때마다 습포를 합니다. 수유하기 전에는 유두를 씻어 주세요. 기운이 남아 있다면 적당한 온도의 욕탕에서 라벤더 전신욕을 해도 괜찮습니다. 욕조에 들어가거나 나올 때에는 누군가의 도움을 받읍시다.

유선염은 수유를 갑자기 그만 두었을 때에도 발생합니다. 둘째아이는 이미 두 돌이 지났는데 아직도 모유를 원했습니다. 이대로라면 입학할 나이가 되어도 모유를 계속 먹을 것 같았습니다. 그래서 아기를 남편에게 맡기고 2~3일 친구집에 머물렀습니다. 그때 유방이 부어오르는 등 전형적인 유선염의 온갖 증상을 경험했습니다. 집에 돌아왔을 때, 아주 컨디션이 좋지 않았습니다. 그러나 유방에 습포를 하고 라벤더 목욕을 하여 기운을 차릴 수 있었습니다. 아이들은 엄마보다도 훨씬 빨리 변화에 적응하는 법이어서 제 체온이 섭씨 36.9도로 회복되기 훨씬 전부터 딸은 두유를 컵으로 능숙히 마시고 있었습니다.

●●● 유선염을 물리치기 위한 습포제

· 제라늄 1방울+라벤더 1방울+로즈 2방울을 500㎖~1ℓ 의 찬물에 떨어뜨려, 그것을 습포제로 씁니다.

· 로즈 오일 2~3방울을 500㎖의 찬물에 떨어뜨려 깨끗한 천에 적셔 짜 그것을 환부에 댑니다.

>> 피로를 풀어 체력을 회복시킨다

마라톤 주자도 아니고, 프리 마돈나도 아니며 오랜 기간 몸을 혹사시킨 적이 전혀 없었지만, 출산이라는 것은 대개의 여성에게 가장 힘든 체험이라고 할 수 있습니다. 출산 후에 충분히 쉬고, 영양가 있는 음식을 섭취하면 산모의 체력은 회복되기 마련입니다. 그러므로 출산 직후에는 다른 사람들의 도움이 필요합니다.

저는 아이들을 모두 집에서 출산했습니다. 그리고 다행스럽게도 남편과 어머니도 도와주었습니다. 아이는 꼭 집에서 낳고 싶다고 원했지만, 산후의 조리를 위해 결국 10일간 입원하기로 했습니다. 출산 직후라는 시기는, 당신이 얼마나 튼튼한지를 증명하는 때가 아닙니다. 둘째아이를 낳은 후 극도로 쇠약해져 일주일 동안 누워 있어야만 했습니다. 회복된 후에도 몹시 기운이 없었기 때문에, 그후 몇 주에 걸쳐 침 치료를 받고 나서야 가까스로 에너지 균형이 정상으로 돌아왔다고 느껴졌습니다.

출산 후는 여느 때보다도 자주 마사지를 받는 게 중요한 시기입니다. 출산은 육체적으로 대단히 노력을 요하는 일로 매우 지칠 수가 있으나, 에센셜 오일을 블렌드한 등 마사지를 받으면 에너지가 되살아나, 임신 수개월간에 생긴 등의 긴장과 뒤틀림의 대부분이 사라집니다. 시간이 걸리는 출산이나 난산 등으로 인해 등에 통증이 생기고 그것이 오랫동안 지속될 경우가 있습니다. 이 때문에 고심하는 산모에게는 카이로프랙터(척추지압요법 전문가)에게 갈 것을 권하고 싶습니다.

●●● 산후의 마사지용 블렌드
· 베르가못 5방울+로즈우드 5방울+오렌지 3방울+베이스 오일 50㎖

- 베르가못 2방울+오렌지 1방울+베이스 오일 20㎖
- 로즈우드 2방울+오렌지 1방울+베이스 오일 20㎖
- 레몬그래스 1방울+오렌지 2방울+제라늄 1방울+베이스 오일 20㎖
- 레몬그래스 4방울+오렌지 2방울+제라늄 3방울+베이스 오일 50㎖

제10장
아이의 병과 아로마테라피

　이 장에서는 제가 세 아이를 키우면서 경험한 여러 가지 병의 증상을 예로 다루었습니다. 의사를 부르거나 아이들을 병원에 데려간 적은 별로 없었지만, 다른 사람의 의견을 물은 적은 때때로 있었습니다. 병이 점차 악화되어 누가 보아도 의사의 진찰을 받아야 한다고 느낄 때까지 기다릴 필요가 없는 경우도 자주 있습니다. 아이가 병에 걸리면 곧 아로마테라피 혹은 호메오파시로 치료하는 게 훨씬 좋다고 생각합니다. 아이들은 지금 모두 10대들인데, 어느 아이도 항생물질이나 백신, 진통제 등에 의한 치료를 한번도 받은 적이 없이 많은 병을 잘 물리쳐 왔습니다.

　그렇다곤 하더라도 부모님들에게 의사와는 결별하고 중병이라도 자신들 스스로 치료하도록 하는 등의 제안을 하고 있는 것은 아닙니다. 이 장을 덧붙인 것은, 저와 마찬가지로 몇 번이고 항생 물질이나 파라세타몰이나 기침용 시럽제 등을 투여하는 것은 아이들을 위해 좋지 않다고 믿고 좀더 유연하고 전체적인 치유를 선호하는 부모님들을 고려해서입니다. 20세기 전반에 발견된 '마법의 탄환'인 항생 물질이 필요하다는 것은 저도 확실히 인정합니다. 저 자신이 언젠가 편도주위염에 걸려 목이 막혀버린 적이 있는데 그때는 정말로 항생 물질에 감사했습니다. 장차 제 아이들이 저로서는 어찌할 수 없는 병에 걸린다면 항생 물질을 기꺼이 사용할 것입니다.

이 장에서 다룬 병은 모두 우리 아이들 때문에 저 자신이 체험한 것이거나 친구가 아이의 일로 저에게 조언를 요청해온 것에 기초하고 있습니다.

여러 해에 걸쳐 우리 가족의 병을 아로마테라피로 잘 고쳐 왔기 때문에 그 방면의 전문가가 되었습니다. 그러므로 아이들이 저나 자신이 병이 나거나 건강에 이상이 있으면, 어느 때건 주저 없이 스스로 치료를 합니다. 그러나 치료에 임할 경우의 행동규범을 가지고 있습니다. 그 첫째는 결코 불필요한 위험을 무릅써서는 안 된다는 것입니다. 당신이 치료를 해도 반응을 볼 수 없는 위급한 병인 경우나 당신 아이의 목숨이 위기에 처해 있는 경우 등에는 반드시 의사를 불러주세요. 가령 중병의 아이를 간호함에 있어서도, 현명하게 행동하고 자기 자신의 심신에 충분히 신경을 써서 제대로 식사를 하고 휴식을 취해야 합니다. 그리고 상황을 냉정하게 주시해야 합니다. 당신이 히스테리를 일으키거나 어찌 할 바를 모르겠거든, 더 이상 아무 것도 하지 말고 의사에게 진찰을 요청하는 게 가장 좋습니다.

>> 가장 훌륭한 간호사는 당신

당신의 아이에게 가장 훌륭한 간호사는 당신입니다. 당신은 아이가 필요로 하는 애정을 가지고 있습니다. 당신이 아이 곁에 있어 주는 게 병에 걸려 불안해 하는 아이에게 아주 중요한 일입니다. 세상에서 가장 훌륭한 선의를 지닌 간호사라 할지라도, 당신을 대신할 수 없으며 당신처럼 아이를 사랑할 수 없습니다. 당신에게 필요한 모든 것은 한없는 인내와 바른 약제로 아이들의 병을 치료할 자신감과 지식입니다.

아이들은 본래 생기 넘치는 존재라고 저는 생각합니다. 아이들이 무언가 위급한 병에 걸리더라도 옆에서 돕고 지켜준다면, 인체의 방어 시스템이 민첩하게 작동하기 시작하여, 몸에 침입해온 바이러스를 효과적으로 처리할 수 있습니다. 어린아이가 병에 걸렸다고 그때마다 항생 물질로 치료할 필요는 없다고 생각합니다. 병에 항생 물질을 습관적으로 투여하면, 항생 물질은 무차별하게 세포를 파괴하게 됩니다. 항생 물질은 장 속에 존재하고 있는 우리들에게 꼭 필요하고 유익한 균을 죽여버리는 일이 자주 있습니다. 그래서 우리들의 건강한 면역기구의 균형을 무너뜨리는 것입니다. 우리들은 늘 온갖 바이러스와 세균에 둘러싸여 있습니다. 하지만 우리들의 면역기구는 강력한 병이라는 적에게 굴복하지 않고, 어떤 병에 감염되었다 해도 단시간 내에 병을 물리칠 힘을 지닐 수 있는 것입니다.

>> 갓난 아기의 건조한 피부

아들은 갓 태어났을 때 피부가 건조해서 예쁘지만 주름이 많은 조그만 할아버지와 같았습니다. 저는 약국에서 파는 광물유를 베이스로 한 베이비 오일을 쓰고 싶지 않아서(광물유는 기저귀 발진을 예방하기 위해 엉덩이에 바르기에는 아주 좋지만, 건조한 피부를 치료하기엔 부적합합니다) 그 대신에 소량의 로즈 오일을 블렌드한 스위트 아몬드 오일을 사용했습니다.

아기의 피부는 매우 섬세하므로 이와 같이 극히 소량의 로즈 오일을 베이스 오일에 희석한 것을 바르는 것 이외에는 권하지 않습니다. 만든 오일을 건조한 피부의 여러 부분에 가볍게 바릅니다. 호호바 오일은 게다가 피부에 아주 얇은 왁스 코팅 막을 남기므로, 이것이 기저귀 채우는 부위의 습기로부터 피부를 보호하는 작용도 합니다.

우리 아이들이 아기였을 때 호호바 오일의 이러한 많은 이점을 알았던 것은 아닙니다. 하지만 다시 한번 아이를 키우게 된다면, 호호바 오일은 기저귀를 갈아채울 때 없어서는 안 될 소중한 존재가 될 것입니다.

●●● 아기의 건조한 피부 마사지
· 로즈 1방울+스위트아몬드 오일 50㎖

>> 아기의 복통(산통)

밤중에 몇 번이나 깨서 아기에게 우유를 먹이고 기저귀를 갈아 채우는 것은 그래도 참을 만합니다. 하지만 저녁 7시경부터 아기가 울기 시작하여 밤중까지 그치지 않으면, 이것은 정말 큰일입니다. 무엇을 해도 아기는 진정하질 않습니다. 부모가 할 수 있는 일은 단지 아기가 잠들 때까지 어찌할 바를 몰라 하며 주변을 맴도는 일뿐입니다. 산통이 일어나면, 생후 3개월간이라는 것은 그저 할머니 이야기가 아닙니다. 한번 산통이 일어나면, 유아가 생후 3개월이 될 때까지 그것과 연을 끊을 수 없는 게 보통입니다. 덩달아 부모도 당황하여 그간 주변을 맴돌아야만 합니다.

우리 아이의 경우 복통을 멎게 하는 물약을 먹어도 증상이 낫지 않고, 기껏해야 1시간 정도 울음소리가 잠잠해질 뿐이었습니다. 저는 물약에 들어 있는 다량의 설탕을 먹어도 더 이상 소용없다고 여기고 습포를 하기로 했습니다. 진정 작용이 있는 카모마일 오일을 택했는데, 라벤더 오일이나 제라늄 오일도 같은 효과가 있습니다. 먼저 온수를 담은 대야에 에센셜 오일을 1방울 떨어뜨립니다. 온수를 충분히 적셔 짜고 그것을 아기의 배에 댔습니다. 그리고 습포한 부분을 따뜻하게 유지하기 위해 그 습포 위를 작은 타월로 덮었습니다. 이 습포는 30분 후에 혹시 아기가 잠들면 재빨리 치웁니다. 아기의 몸은 언제나 따뜻하게 유지하도록 신경을 써주어야 합니다.

좀 더 빨리 효과가 나타날 거라고 생각하여, 사용하는 에센셜 오일의 양을 늘리는 것은 절대로 금물입니다. 그렇게 해서는 안 됩니다. 아기의 피부는 매우 섬세하므로 언제나 세심히 주의해야 합니다.

●●● 아기의 복통에 듣는 습포

· 카모마일 1방울을 1ℓ 의 온수에 넣어 충분히 물을 저은 후 습포용 천을 적셔 아기의 배에 대주세요.

>> 아기가 열이 날 때

날씨가 더워지면 아기는 열을 내기 쉽습니다. 아기가 그것을 엄마에게 알리는 방법은 울음뿐입니다. 피부에 작고 붉은 열꽃이 생기는 경우도 종종 있습니다. 심한 열은 위험에 이르게 할 수가 있습니다. 그 때문에 경련을 일으키고, 때로는 뇌에 손상을 끼칠 위험이 있기 때문입니다. 열꽃은 무언가가 나빠졌다는 자연스런 표시이므로 그것을 치료할 필요가 있습니다.

이러한 때에는 아이가 입고 있는 옷을 벗겨 체온을 식혀 줍니다. 또한 가능하면 미지근한 목욕물을 준비해서 거기에 라벤더 오일을 1방울 떨어뜨리고 아기를 목욕시키면 열을 내리는 동시에 진정시키는 효과가 있습니다.

>> 코피가 나면

코피가 나면 자기 피를 본 유아는 매우 두려워하는 게 보통이며 히스테리를 일으키기조차 하는 경우가 때때로 있습니다. 이러한 때에는 고개를 뒤로 젖힌다거나 하는 등의 방법은 부적절합니다.

라벤더 오일이 코피 나는 아이에게는 좋은 약이 됩니다. 냉수를 채운 작은 그릇에 라벤더 오일을 1~2방울 떨어뜨리고, 그 물 속에 손수건을 담갔다가 짜서, 그것을 콧등 위에 댑니다. 이렇게 하면 코피는 아주 신속히 멎으며, 또 라벤더 오일에는 진정 작용이 있으므로 아이는 곧 안정을 회복합니다. 당신이 아이와 함께 차로 외출했을 때 혹시 코피가 났다고 하면 티슈에 라벤더 오일을 1방울 묻혀, 그것을 살짝 피가 나는 콧구멍에 찔러 주세요.

>> 치통이 났을 때

아이들이 단 것을 많이 먹지 않거나 청량음료를 마시지 않는다면 치통을 일으킬 가능성은 낮아집니다. 그러나 이가 아프기 시작하면 경우에 따라 하루이틀 기다린 후 치과에 가야 할 때도 있을 것입니다. 큰아이라면, 클로브 오일이나 페퍼민트 오일을 1방울 탈지면의 작은 뭉치에 묻혀 그것을 아픈 이에 대면 어느 정도 통증이 가십니다. 저는 또한 클로브 오일을 잇몸에 배어들게 바르면 그곳을 마취시켜 통증이 사라진다는 것을 알았습니다. 하지만, 클로브 오일은 아주 지독한 맛이 나기 때문에, 이것은 어린아이에게 부적합하다고 생각합니다.

아이일 경우에는 라벤더 오일을 사용하여 습포를 하는 편이 아이도 받아들이기 쉬우리라 생각합니다. 온수에 라벤더 오일을 1방울 떨어뜨리고, 그 물에 적신 천을 짜서, 이가 아픈 부위 위의 얼굴에 꼭 대고 그 부분을 따뜻하게 유지합니다.

이가 나는 시기여서 보채는 아기의 경우에는 베개 주위에 라벤더 오일나 카모마일 오일을 1방울 묻혀두면 곧 울음을 멈추고 잠이 듭니다. 또 아기의 잠옷이나 파자마 등의 앞에 이러한 에센셜 오일을 1방울 묻혀두어 향기를 맡게 하면, 신경질적인 아이라 해도 기분을 진정시킬 수 있습니다.

주의할 점

아기의 베개나 의류에 에센셜 오일을 묻힐 때에는 그 에센셜 오일이 아기 피부에 직접 닿지 않도록 주의할 필요가 있습니다.

>> 귀가 아플 때

어릴 적에 저는 귀의 통증에 특히 시달렸습니다. 이로 인해 수없이 고심했었던 것 같은데 소금물로 습포를 하거나 피마자유(아주까리 기름)에 적신 탈지면을 귀에 넣거나 아스피린을 복용하거나 했지만 어느 것도 효과가 없었습니다. 그 무렵 어머니가 라벤더 오일에 대해 알고 있었더라면 얼마나 좋았을까 싶습니다.

작은 탈지면에 이 에센셜 오일을 1방울 스며들게 해서 그것을 살짝 외이(外耳)에 삽입하면 놀라울 만치 효과가 있습니다. 치유력이 있는 에센셜 오일의 향이 귀의 내부에까지 들어가 통증을 가라앉혀 주는 것입니다. 경부골의 부전탈구 등으로 인해 귀의 통증이 생길 경우가 있습니다. 이러한 때에는 침 치료나 카이로프랙틱 외에 그 손 기술만이 효과를 보이는 근본적 치료가 필요합니다.

>> 감기와 독감에는

아이들이 코가 막혔다 싶으면 저는 아이를 눕히고 베개 주위에 유칼립투스 오일을 1방울 묻혀둡니다. 그 치료만으로 감기의 진행을 막은 일이 때때로 있습니다. 유칼립투스 오일에는 코가 극도로 막혔을 때에도 그것을 낫게 하는 힘이 있습니다. 하지만 가까이에 티슈를 많이 놓아두어야 합니다.

유행성 감기에는 이 유칼립투스를 이용한 치료만으로 낫기를 기대할 수 없습니다. 독감이 대유행한 1989년의 일인데, 제 아이가 속한 학급의 30여 명 학생이 10명까지 줄어들었습니다. 우리 아이들도 모두 독감에 걸렸습니다.

목의 통증과 등의 고통을 가볍게 해주기 위해, 희석하지 않은 라벤더 오일을 약간 배어들도록 발랐습니다. 그리고 라벤더 오일을 사용해서 아이들의 가슴을, 특히 늑골과 늑골 사이를 주의하면서 마사지하였습니다. 통증이 있는 곳은 감염된 부위만이라는 것을 깨달았습니다. 아픈 각 부위를 가볍게 마사지하자 아이는 곧 기분이 나아지기 시작했고 에너지도 회복되었습니다. 흉부에는 많은 림프절이 있으므로, 이 부분이 아프다는 것은 그곳이 '감염'과 싸우고 있기 때문입니다. 라벤더 오일을 조금 바르는 일은 도움을 간절히 필요로 하고 있는 몸의 그 부분에 응원군을 보내는 것입니다.

막내아이는 어느 날 밤에 인후가 심하게 죄어들어 아주 힘들어 했습니다. 저는 아이의 목과 턱 아래의 각 림프절에 듬뿍 라벤더 오일을 발랐습니다(이 테크닉을 시행하자 처음에는 아파했지만 그 통증이 가벼워짐에 따라 림프절의 고통도 경감되었습니다). 목덜미 부위에 라벤더 오일을 약간 바르면 독감으로 생기는 두통을 가볍게 하는데에도 유익합니다.

저는 목과 인후에 감기가 들었다고 느끼면 바이러스에 굴복하지 않겠다고 마음먹고 앞서 서술한 요법을 시행했습니다. 그 결과 저는 하루도 드러눕는 일없이 평소처럼 일을 했습니다. 우리 가족이 독감에서 완전히 회복될 때까지는 10일이 걸렸는데 그동안 줄곧 이 독감이 크게 유행한 탓으로 수백 명이 죽었다는 뉴스를 들었습니다.

이 뉴스를 들으며 몹시 슬펐고, 또 이처럼 사람의 생명이 헛되이 사라져가는 것에 화가 났습니다. 바야흐로 의료 기관은 지금, 에센셜 오일에 치료 효과가 있다는 주장이 옳은지 테스트해 보아야 할 때가 아닐까 하고 생각합니다.

주의할 점

여기에서 얘기하는, 꽉 집는 동작을 하는 녕(擰) 이라는 중국식 지압술은 둘째와 셋째 손가락의 관절의 상부를 사용해서 그 사이에 살을 집도록 하는 것입니다. 이 동작을 자신의 목에 실시해 보고 약간의 아픔을 느끼며, 살을 밀어올리는 이 테크닉의 효과를 체험해 두면, 당신은 아이에게 신뢰를 주며, 납득시킬 수 있습니다(Quick and Easy Chinese Massage를 참조해 주세요)

●●● **가슴 마사지**

· 라벤더 1방울+티트리 1방울+니아울리 1방울+샌달우드 1방울+호호바 오일 25㎖

잘 희석하여 아기가 기침을 하거나 기관지염에 걸렸을 때에 가슴에 마사지합니다.

>> 부비강 감염증

부비강은 우리들의 목소리가 거기에서 공명하는 중요한 곳입니다. 일반적인 감기에 걸렸을 때에 자주 있는 일인데, 이곳이 감염되면, 코맹맹이 소리가 납니다. 감기가 완전히 나으면 정상으로 돌아오지만, 때때로 이 부비강에서 오랫동안 감염증이 빠져나가지 않는 경우가 있습니다. 그러면 두통이나 귀 통증이나 안면신경통 등이 생겨, 환자는 신경질적이게 됩니다.

꽃가루 알레르기나 집먼지 알레르기, 나아가 음식물 알레르기와 같은 각종 알레르기 때문에 부비강염이 일어나는 경우가 있습니다. 제 아들은 유제품에 대한 알레르기가 있고 또 담배 연기와 자동차 배기가스에 민감하여 부비강의 감염증을 일으킨 적이 종종 있습니다. 이럴 때 코 양쪽에 라벤더 오일을 묻혀 부비강 부위를 부드럽게 마사지하면 이 증상이 2~3일에 사라진다는 것을 알게 되었습니다.

더욱 극적인 효과를 거두는 것은 이뉴라(Inula)라는 별로 알려지지 않은 에센셜 오일을 사용했을 때입니다. 이 이뉴라 오일은 호호바 오일이나 너트 오일로 충분히 희석시켜야만 하는데 이것을 부비강 부위에 가볍게 문질러 바르면 감염 증상은 24시간 이내에 사라집니다. 이 이뉴라 오일은 2~3회 바르는 것만으로 충분하다는 것을 알았습니다.

이뉴라 오일은 급성이냐 만성이냐를 불문하고, 부비강염을 낫게 하는 훌륭한 효능이 있습니다. 또한 비행기를 타면서 고도가 바뀌면 감염증을 일으킨 부비강 탓에 심한 불쾌감을 느끼는 경우가 있으므로 이뉴라 오일을 비행기 여행을 하는 사람, 특히 항공기 관련 직업인에게 권하고 싶습니다.

●●● 부비강염에

· 이뉴라 1방울+호호바 오일(또는 스위트아몬드 오일) 25㎖
오일을 잘 섞어 소량 부비강 주위에 가볍게 문질러 바릅니다.

>> 아침에 기분이 언짢아 투정부리는 아이에게

아이들이 악몽에 시달리거나 이불에 오줌을 싸거나 밤에 기분이 나빠지는 등 여러 가지 원인으로 밤에 푹 자지 못한 다음날 아침에는 다루기가 썩 어렵습니다. 우리 아이들 중 누군가가 아침에 잠에서 깨어 아침밥 먹기 싫다, 옷 갈아입기 싫다, 학교 가기 싫다는 등의 분위기일 때에는 좀 적은 듯한 양의 따뜻한 목욕물을 준비합니다. 그리고 거기에 1~2방울의 클라리세이지 오일을 떨어뜨려 아이를 들어가게 해서 10분 정도 놔둡니다.

아이가 목욕을 하기 전과 후의 태도의 차이로 말할 것 같으면 믿기지 않을 정도입니다. 아이가 불쾌할 경우에는 늘 이 방법을 취하는데 아이가 욕조에서 나올 때쯤에는 신경질은 미소로 바뀝니다. 클라리세이지 오일에는 호르몬을 조절하는 작용이 있습니다. 잠을 푹 자지 못했을 때에는 우울하게 하는 호르몬이 생성되는데 이때는 클라리세이지 오일의 놀라운 효과를 알 수 있습니다. 클라리세이지 오일은 행복감을 가져다주는 약제로서 다년간 평가되어 왔습니다.

>> 열이 심하게 날 때

열이 나는 것은 몸이 감염과 싸우는 자연스런 형태이므로, 그것을 억지로 내리거나 해서는 안 됩니다. 하지만, 그 열 때문에 아이가 잠을 못 잘 때가 때때로 있습니다. 그럴 때에는 라벤더 오일을 미지근한 목욕물에 2~3방울 떨어뜨려, 아이를 목욕시켜 불쾌감을 가볍게 해주는 게 현명한 방법입니다. 이 요법을 시행한 결과 라벤더 오일은 아이를 달래고 열을 식히며 진정시키는 작용을 발휘하여 아이는 기분이 좋아지고 편안히 잠들 수 있었습니다.

아이의 체온이 아주 높아져 섭씨 39도 이상이 되고, 당신이 그 체온을 내려가게 하지 못하겠거든 의사를 불러야 합니다. 그러나 열이 아주 높아졌더라도 몇 가지의 에센셜 오일을 사용하면 그 열을 내리게 할 수 있음을 저는 알게 되었습니다. 예전에 아들이 10살 때, 고열이 난 적이 있는데, 아들의 양쪽 발을 유칼립투스 오일의 습포로 싸고(그릇에 가득 채운 냉수에 유칼립투스 오일을 2방울 넣습니다) 습포가 따뜻해지면 새 습포로 갈았습니다. 이 방법으로 위험할 정도인 아들의 고열을 극히 단시간에, 의사의 도움을 얻지 않고 안전한 수준까지 내리게 할 수 있었습니다.

열이 너무 높아지면 아이가 경련을 일으키기 시작할 수도 있습니다. 그런 때 부모는 그 열이 점차 오르는 것을 침대 곁에서 어찌할 바를 몰라 하며 보고 있기만 하기보다는, 그 체온을 평상시로 회복시키기 위해 적극적으로 움직이는 편이 훨씬 스트레스도 쌓이지 않고 넘길 수 있을 것입니다.

>> 수두에는

아이들이 수두에 걸렸을 때(모두가 한꺼번에 이 병에 걸리지 않았던 것은 참 다행이었습니다) 저는 피부에 에센셜 오일로 만든 로션을 발라주었습니다. 페퍼민트 오일에는 열을 내리고 진정시키는 작용이 있음을 알고 있었지만, 발진해 있는 아이를 목욕시키고 싶지 않아서 로션을 만들어 그것을 아이 피부에 발라준 것입니다.

이 로션은 1 l 병에 든 물에 페퍼민트 오일을 1방울 넣어, 뚜껑을 닫고 세게 흔든 다음 병에 있는 물의 반을 버리고, 거기에 다시 한번 물을 가득 넣어 다시 병을 흔들고, 재차 병의 물의 반을 버리고 다른 물을 병 입구까지 가득 채워 병을 흔듭니다. 이로써, 1 *l* 의 물에 1/4 방울의 페퍼민트 오일이 들어 있는 셈이 됩니다(라벤더 오일을 사용해도 마찬가지로 간단히 로션이 완성됩니다). 이 에센셜 오일의 아주 옅은 용액을 탈지면을 사용하여 수두에 발랐습니다. 아들은 몸이 심하게 근질근질하고 가렵다고 했으나, 이 로션을 바르자 곧, 바르기 전과의 차이를 느껴, 더 이상 환부를 긁을 필요를 느끼지 않게 되었습니다. 그 후, 두 딸아이에게도 같은 치료를 했는데, 모두 좋은 성과를 거둘 수 있었습니다.

내 친척 중 한 사람이 친구집에 머무르던 중 수두에 걸렸는데, 이 경우에는 라벤더 오일이 같은 효과를 보였습니다. 이 환자는 젊은 십대 여자아이였는데 수두에 걸린 부위를 긁어, 그 흉터가 남지 않을까 하고 아주 걱정했습니다. 그 여자아이는 라벤더 오일 밖에 없었지만, 라벤더 오일에 광범위한 용도가 있음을 알고 있었기 때문에, 그것을 내가 페퍼민트 오일로 했던 것과 같은 방법으로 로션을 만들어 피부에 발랐습니다. 수두는 곧 없어졌고, 여자아이는 가려움증이 가라앉아 환부를 긁지 않아도 되어, 무척 기뻐했습니다.

●●● 수두를 위한 로션
· 페퍼민트 오일 1방울을 물 1ℓ 가 담긴 병에 넣어 마개로 잘 막고 흔듭니다. 그리고 그 병 속 물을 절반 버리고, 물을 넣어 마개로 막고 다시 흔듭니다. 그리고 다시 병의 물을 절반 버리고 새로운 물을 가득 넣습니다. 이로써 1ℓ 의 물 속에 1/4방울의 에센셜 오일을 넣은 것이 됩니다. 이것을 탈지면에 묻혀 환부에 발라줍니다.

>> 백일해에는

호흡기의 병은 아이에게도 부모에게도 아주 무서운 질환이 될 경우가 있습니다. 기도가 조여들게 되기 때문입니다. 백일해는 바이러스 때문에 일어나므로, 이에 대한 역증요법적인 치료는 불가능합니다. 그러므로 여기서 선택할 수 있는 방법은 아이가 병을 견뎌내는 힘에 의지하여 병이 가라앉기를 기다리든가 간단한 형태의 민간요법을 행하든가 하는 것입니다.

1978년에 백일해가 유행했을 때 저는 아이들 둘을 간호했습니다. 딸 루시는 그때 겨우 두 살이었습니다. 딸의 백일해는 제게 무척 두려운 체험이었습니다. 엄마라면 누구나 그렇게 할 터이지만, 저도 울며 하느님께 기도했습니다. 그리고 아로마테라피에 구원을 요청했습니다. 병실 가습기에 몇 종류의 에센셜 오일을 넣어두었습니다. 진정성이 있는 에센셜 오일이라면 무엇이든 괜찮습니다. 예를 들면 바질 오일, 클라리세이지 오일, 사이프러스 오일, 유칼립투스 오일, 주니퍼 오일, 라벤더 오일, 로즈마리 오일 등입니다. 가습기 또는 더운물을 가득 채운 그릇에 이러한 에센셜 오일을 1~2방울 넣으면 병에 걸린 아이에게 유익합니다. 이에 겸하여 라벤더 오일을 사용한 습포를 아이의 가슴에 해주었습니다. 아이의 몸이 바이러스와 싸우는 것을 돕고 동시에 두려움에 떠는 어린 딸을 릴랙스시켜 진정시키기 위해서입니다.

가슴에 대는 습포는 라벤더 오일을 1~2방울을 넣은 온수를 사용하여 만듭니다. 손수건이나 세면용 수건을 이 온수에 적신 후 짜서 그것을 가슴에 갖다대면 됩니다. 아이를 편안하고 따뜻하게 유지하도록 그 습포 위를 마른 털수건으로 덮고, 습포가 식으면 따뜻한 새 습포와 교환합니다. 병이 난 아이를 치료하는 데에 당신 자신이 적극적으로 움직인다면 부모인 당신이 슬퍼하고 있을 틈은 한층 더 줄어들 것입니다. 엄마가 침착할 수 있다면 아이도 침착할 수 있습니다. 이는 경련성의 병을 치료할 때에 가장 중요한 일입니다.

주의할 점

백일해는 아주 전염성이 강한 것이므로 백일해에 걸린 아이는 다른 아이들과 접촉하지 않도록 하며 병이 퍼지는 것을 최소한도로 저지하는 게 특히 중요합니다. 아이들이 태어나기 전에, 남편과 저는 『피를 해치는 것(The Blood Poisoners)』이라는 책을 읽고 태어나는 아이에게는 백신 접종이나 예방주사를 일체 맞게 하지 않고 길러야겠다고 결심했습니다. 아이들 중 둘이 급성 백일해에 걸리긴 했지만, 남편과 제가 그렇게 결심한 것을 조금도 후회하지 않고 있습니다. 백신 접종을 피해야 하는 이유는 많이 있습니다.

>> **아이의 습진에는**

기저귀 염증에서 만성적인 습진에 이르기까지 여러 가지 피부장애에 하이드로코티즌이 일률적으로 처방되고 있으나, 이를 장기간 사용하면 피부 감촉을 변화시키게 되어 피부가 가죽처럼 되어버립니다. 이 약은 습진이 근본적으로 치료되지 않고, 이를테면 증상을 일시적으로 없앨 뿐이므로 병을 체내에 축적시키는 것입니다.

습진은 천식과 결부될 경우가 자주 있습니다. 아들이(지금은 성인이 되었습니다) 아기였을 때 그것을 걱정했습니다. 아들은 생후 6개월까지 모유를 먹고 건강에는 아무 이상이 없었습니다. 그 이후 우유분말을 넣은 아기용 콘플레이크를 아들에게 먹이게 되면서 문제가 생겼습니다. 아들 제임스는 몸에 습진이 생기고 설사를 하며 체중이 감소하여 입원을 하게 되었습니다.

병원에서 여러 검사가 진행되었고 의사들은 어렵게 우리 아들이 '우유불내증'이라고 결론을 내렸습니다. 두유를 먹기 시작하자 아들은 회복하기 시작하고 체중도 늘었지만 습진은 남아 있었습니다. 습진은 심각한 상태로, 몸의 거의 전체와 얼굴을 뒤덮어 버렸습니다. 제임스는 매우 초조해 하였고 얼굴을 긁어 피가 날 정도였기 때문에 아들을 안아줄 때 아들의 얼굴과 제 옷 사이에 모슬린 천을 대야만 했습니다.

제임스는 매우 중증의 습진이라는 진단을 받았고, 의사는 하이드로코티즌 연고를 건네주었습니다. 하지만 저는 사용을 거부했습니다. 병원의 의사들로부터는 극구 비난받았지만 고집을 부렸습니다. 호메오파시를 무척 신뢰하고 있었으나, 이 증상에 대해서는 어떻게 대처하면 좋을지를 몰랐기 때문에 제임스를 크레이트오몬드가의 호메오파시 병원에 데리고 갔습니다. 이 병원에서 아들은 외래환자로서 1년 가까이 치료를 받았습니다.

또 제임스의 피부에 칼렌둘라 연고와 배치 박사의 구급약 연고를 발라 피부를 진정시키고, 아들에게 라벤더 목욕(욕조에 라벤더 오일을 1~2방울만 넣습니다)을 시켰습니다. 아들의 습진은 금방 나아지지는 않았지만, 학교에 다닐 나이쯤 되니까 습진은 양팔과 양무릎의 안쪽, 등의 작은 부분, 입 주위의 좁은 부분만으로 줄었습니다. 그리고 11살이 되어 중학교에 진학할 즈음에는 단지 손가락이 가끔 가려운 정도가 되고, 16살까지는 완전히 습진이 나았으나, 유혹에 사로잡혀 밀크 초콜릿이나 아이스크림은 먹거나 하면 가벼운 증후가 나타나곤 하였습니다.

애정과 인내심과 부드러운 약제가 있다면 어떠한 심각한 피부 장애라도 고칠 수 있습니다. 표면적인 증상을 없애기만 하는 게 아니라 정말로 고칠 수 있습니다. 당신은 강해져야 합니다. 때로는 의사가 약제를 사용하도록 설득할 경우도 있겠지만, 그런 경우에는 분명한 입장을 고집해야 합니다. 극구 칭송받지도 못하고 잘 눈에 띄지도 않는 부드러운 자연의 약제를 믿어야 합니다.

>> 천식에 대하여

아이의 천식은 여지껏 제가 한번도 다루어본 적이 없는 병입니다. 아들에게 습진이 생겼을 때 의사로부터 '아이는 반드시 천식에 걸릴 거예요' 라는 이야기를 들었지만 아이는 전혀 그런 병에 걸리지 않았습니다.

천식에 걸린 아이는 특정 식품에 대해 알레르기를 일으킨다는 이야기를 아주 빈번히 듣습니다. 또한 현재는 의사들도 음식물 알레르기라는 게 분명히 있고, 그것이 건강 장애를 일으킴을 인정하고 있으므로, 어떠한 음식(혹은 그 밖의 물질)이 그 병의 화근이 되는가를 발견해내는 게 중요합니다.

기도의 경련을 진정시키고 완화시키는 작용을 하는 에센셜 오일은 많이 있습니다. 언젠가 제 회계사에게 에센셜 오일 블렌드를 주어, 그 회계사의 사무실 환경을 보다 더 쾌적하게 하도록 했습니다. 그런데, 그 향기가 회계사 사무실 동료의 천식 발작을 방지하는 데에 효과적이었다고 들은 적이 있습니다. 그러나 에센셜 오일의 증기를 흡입하면, 그게 천식 발작의 원인이 될 경우도 종종 있습니다. 아이의 천식을 치료하기에 앞서 자격 있는 의사의 진찰을 받을 것을 꼭 권합니다.

●●● 치유력을 지니는 공기 청정제
· 베르가못 1방울+레몬 1방울+제라늄 1방울+클라리세이지 1방울+바질 1
방울

이 에센셜 오일들을 가습기 또는 더운물을 채운 그릇에 넣거나, 그 밖
의 열원 위에 놓습니다. 이 에센셜 오일 블렌드는 천식 환자가 천식 발
작을 일으키는 것을 방지하는 힘이 있습니다.

>> 다리에 쥐가 날 때

아이가 밤중에 벌떡 깨어나 '다리가 아픈 것 같다'며 울부짖을 때
가 있습니다. 이는 성장기에 자주 생기는 통증이라고 하더라도 아이
도 어른도 곤경에 빠지게 됩니다. 이것은 보통 장딴지의 근육이 아프
거나 경련을 일으키거나 하는 것입니다.

무슨 이유인지는 알 수가 없으나 이러한 증상이 나타나는 아이와
그렇지 않은 아이가 있습니다. 우리 세 아이들 중, 둘이 바로 그런 증
상이 일어나 가족이 모두 잠에서 깨버렸습니다. 저는 이러한 긴급 사
태용으로 비치해둔 블렌드 오일로 그 다리를 마사지해 주었습니다.
이 처치는 항상 효과를 발휘합니다.

●●● 다리에 쥐가 났을 때 이용하는 마사지
· 라벤더 10방울+로즈마리 5방울+베이스 오일 50㎖
· 라벤더 3방울+로즈마리 2방울+베이스 오일 20㎖

>> 배가 아플 때

우리 아이들은 어릴 때 자주 배가 아프다고 하였습니다. 지금은 그
다지 잦지 않지만, 어릴 때 누군가의 생일 파티에 다녀온 후, 복통을

호소했습니다. 파티에 차려지는 것은 대부분 달콤하고 기름진 것이며 게다가 평소에는 별로 먹을 수 없는 음식입니다. 그것을 갑자기, 게다가 잔뜩 먹을 수 있으므로 아이는 거부할 리가 없습니다. 그리고 잠자리에 들고난 후 아이는 신음하기 시작하여 나중에는 토할 것 같다고 외치는 것이었습니다.

복통을 낮게 하는 약은 언제나 똑같습니다. 한 컵(원서에는 반 컵으로 되어 있음)의 더운물을 준비하여 거기에 작은술 하나의 벌꿀을 녹입니다. 그리고 페퍼민트 오일을 1방울 떨어뜨립니다. 이 꿀물을 컵으로 직접 마시는 건 저에게도 너무 힘겹기 때문에, 이것을 작은 숟가락으로 떠서 아이에게 먹입니다. 페퍼민트 오일의 증기는 무척 강력하므로 막내아이도 우선 심호흡을 하고 눈을 감아야 했습니다. 그러나 이 에센셜 오일을 탄 꿀물을 그저 두세 잔 마시는 것만으로도 위의 상태가 좋아집니다.

>> 경풍을 일으키면

아이가 경풍을 일으키면 반드시 의사를 불러야 합니다. 하지만 의사가 올 때까지 당신에게도 몇 가지 할 수 있는 일이 있습니다. 아이의 옷을 완전히 벗기고 라벤더 오일을 떨군 미지근한 물로 목욕시켜 주는 것입니다. 한쪽 손으로 아이의 머리를 받치고, 아이 몸에 살며시 물을 끼얹도록 합니다. 단 2~3분으로 충분합니다. 그리고 난 후 아이가 춥지 않게 몸을 큰 목욕 타월로 싸줍니다.

친구인 리지의 어린 딸이 경풍을 일으켰을 때, 리지가 앞서 말한 것과 같은 치료를 행하자, 의사가 도착했을 때는 아이가 기운을 회복하고 미소를 띠었다고 합니다. 리지는 의사에게 헛걸음을 하게 한 걸 사과해야 할지, 그렇지 않으면 라벤더 오일이 이렇듯 신속히 효과를

낸 것에 감사해야 좋을지 갈피를 못 잡았다는 것이었습니다.

>> 두통(중증의 두통)

아이들은 심한 병에 걸리거나, 일사병에 걸리거나, 어딘가에서 떨어져 뇌진탕을 일으켰을 때 이외에는 그다지 심한 두통에 엄습 당하지 않습니다. 그러므로 아이가 그러한 두통을 호소하면 의사에게 전화를 걸어, 어떤 증상인지를 설명하는 게 현명합니다. 성인용 진통제를 투여하는 등은 절대로 금물입니다.

1983년 어느 날 밤의 일입니다. 당시 4살이었던 작은딸이 잠에서 깨어 머리가 아프다며 울기 시작했습니다. 세상의 부모들이 모두 그렇겠지만 그 후 48시간은 무시무시한 악몽의 연속이었습니다. 그때의 상황을 이야기해보고자 합니다.

다음날 아침, 저는 곧장 보육원에 전화해서 딸아이 사프란이 보육원에 못 간다고 알렸습니다. 그런데 원장 선생님이 수막염에 걸려, 지금 지역병원의 집중치료병동에 입원해 있다는 말을 들었습니다. 그날 사프란은 열이 오르고 기운 없이 울며, 마실 것을 줄 때마다 토해버리는 것이었습니다. 딸아이는 휘소공포증(빛을 싫어하는 증상)에다 등이 매우 아프고, 허리를 굽히지 못하였습니다. 운이 좋았던 건지 나빴던 건지, 딸이 병이 난 것은 우리 일가가 옥스퍼드에서 브라이튼으로 이사하고서 2~3개월이 되기도 전이어서 아직 주치의를 정하지 않았을 때였습니다.

그때 먼저 할 일은 구급차를 부를 것인지 아니면 스스로 아이의 병을 치료할 것인지 어느 한편을 택하는 것이었습니다. 저는 친구인 호메오파시 요법가에게 전화했습니다. 그 요법가는 호메오파시 약제(풀스틸라)를 처방해 주었고 곧장 의사의 진찰을 받도록 권했습니다.

호메오파시 약제는 신속히 효과를 거두어 그날 저녁까지 딸의 증상은 모두 가벼워졌습니다.

그러나 두통 때문에 사프란은 잠을 자지 못했습니다. 그래서 아이의 이마에 라벤더 오일 습포를 하기로 했습니다. 라벤더 오일에는 진정 효과가 있기 때문입니다. 하지만 생각만큼 효과가 없었습니다. 다음으로 제라늄 오일을 사용해야겠다고 생각했습니다. 이 에센셜 오일에는 진정 작용도 자극 작용도 없지만, 조화시키는 힘을 지니고 있기 때문입니다. 제라늄 오일이 배어든 습포를 사프란의 이마에 댄 순간, 딸은 '아─, 엄마 좋은 냄새가 난다'고 중얼거리더니 그대로 잠들었습니다. 딸은 그날 잠깐 잠에서 깨어 생수를 조금 마시고는 정말로 깊게 잠을 잤습니다.

다음날 아침 새로운 의사가 찾아왔지만, 사프란은 이미 휘소공포가 없어졌고, 허리도 조금 굽힐 수 있었습니다. 딸은 수막염과 유사한 증상을 일으키는 바이러스에 감염된 것이었으나, 진짜 수막염은 아니었습니다. 그 진단을 듣고 너무 기뻤습니다. 그것은, 호메오파시와 아로마테라피 덕택에 99퍼센트까지 각오하고 있던 입원을 피할 수 있었기 때문입니다. 그 이틀간 거의 눈물을 흘릴 여유도 없었을 정도입니다. 그리고 이런 경험은 이제 두 번 다시 하고 싶지 않습니다. 하지만, 그와 동시에 이러한 위기 상황에서, 자연 약제가 발휘하는 힘을 체험한 것을 지금도 감사하고 있습니다.

>> 이 퇴치

학교에 들어갈 시기의 아이나, 보육원에 맡기고 있는 아이가 있다면, 거의 골치 아픈 머릿니를 경험했을 것입니다. 아이들에게 이가 꼬여 들었을 때(한 아이에게서 이가 발견되면 다른 아이들 모두 이가 있다고 봐도 좋고, 그 예외는 없다고 기정사실화해도 좋을 것 같습니다) 저는 에센셜 오일을 사용해서 이 퇴치를 위한 오일 트리트먼트를 해보고자 결심했습니다.

우선, 이마 부위에서 목 부위까지의 머리를 몇 갈래로 나누고, 그 다음에 이 퇴치용 트리트먼트 오일을 골고루 발라, 머리카락 전체에 오일이 묻어 있음을 확인했습니다. 그 다음에, 오일을 바른 머리카락을 머리 위로 잡아올려, 머리 주위의 귀 뒤로부터 꼼꼼하게 긴 랩으로 감싸주었습니다.

아이들이 이 트리트먼트를 가만히 견딜 수 있을지 염려스러웠지만, 아이들은 아주 재미있어 했고 '난 우주 침입자야' 라고 외치며 2시간이나 집안을 그 모습으로 뛰어다녔습니다. 욕조 안에서 랩을 벗겼을 때에는, 문제는 거의 이미 해결되었습니다. 다음은 머리를 잘 감아야 합니다. 오일 트리트먼트의 경우에는 모두 그러한데, 우선 샴푸로 거품을 내어 머리를 감은 후, 물로 깨끗이 씻어내는 것입니다. 머리를 다 감은 후, 이가 촘촘한 참빗으로 머리를 빗겨주었습니다. 혹시라도 모공에까지 붙어 있을 가능성이 있는 알을 완전히 남김없이 떼어내기 위해서입니다.

3일 후에 또 한번 이 트리트먼트를 하고, 5일 후에도 또 한번 트리트먼트를 반복해서 그 뒤에 부화되었을지 모를 알을 모두 제거했음을 확인했습니다(이의 알은 강력한 끈기로 머리카락에 붙어 있을 뿐 아니라, 어떠한 약제에도 견뎌내므로, 그것이 부화될 때까지는 불사신입니다). 성가신 이 퇴치 트리트먼트에는 기쁜 부작용이 있었습니다. 그것은 아이들의 머리카락이 윤기 있게 빛나고 건강해졌다는 것입니다.

●●● 이 퇴치용 트리트먼트

· 로즈마리 22방울+유칼립투스 9방울+제라늄 10방울+라벤더 22방울+
베이스 오일 75㎖

>> 아이의 신경이 날카로울 때
파티 등에 갈 때가 되어 어쩐지 주눅이 드는 것은 어른만이 아닙니
다. 파티에 참가하는 것을 무척 고대하고 있던 아이도, 막상 나갈 때
가 되면 돌연 앙앙 울음을 터뜨리고, 집에 있고 싶다고 할 수 있습니
다. 딸애가 파티를 앞두고 흥분했을 때에는, 자주 제라늄 오일(2방울
만)을 넣은 물에 목욕을 시켰습니다. 그렇게 하면 언제나 딸은 긴장
이 해소되고, 불안한 기분은 없어졌습니다.
우리 어른들이 향수를 뿌리면 사기가 높아지는 것과 꼭 같이 어린
아이들의 경우에도 향수가 신경을 극복하고 새로운 상황에 대처하는
것을 도울 수 있습니다. 향수로서 사용하기에 적합한 에센셜 오일 블
렌드는 고작 2~3분만 있으면 쉽게 할 수 있습니다. 단, 이 에센셜 오
일은 사용하기 전에 반드시 희석시켜야 합니다. 저는 아이용 향수의
베이스로서 알코올은 사용하고 싶지 않아서, 그 대신에 호호바 오일
을 택했습니다. 호호바 오일은 액체 왁스이므로 산화되지 않아, 이
향수를 사용하지 않고 놓아두어도 오래 갑니다.

●●● 아이들의 목욕
· 제라늄 1방울+오렌지 1방울
· 라벤더 1방울+클라리세이지 1방울
●●● 아이용 향수
· 제라늄 1방울+오렌지 1방울+호호바 오일 20㎖

이 향수는 조화와 매력을 더해 줍니다.

· 제라늄 1방울+라벤더 1방울+호호바 오일 15㎖

이 향수는 완화시키고 진정시키는 효력이 있습니다.

· 로즈우드 1방울+클라리세이지 1방울+호호바 오일 15㎖

이 향수는 아이가 파티에 가기 전에 동요하고 있을 때, 기분을 밝게 고
조시킵니다. 이 향수는 호호바 오일의 양을 늘리면 향기를 한층 섬세하
게 할 수 있습니다. 여기에 소개한 향수는 모두 달콤하고 신선한 향을
냄과 동시에 아이가 자신감을 느끼게 하는 데 유익합니다.

>> **인후가 아플 때**

인후는 공중에 떠다니는 많은 세균과 바이러스가 가장 먼저 감염
시키는 곳이므로, 많은 병은 우선 먼저 단순한 인후의 통증에서 시작
됩니다. 티트리 오일은 살균 소독 특성이 있으며, 게다가 피부 조직
에 해를 주지 않기 때문에, 응급 처치용 에센셜 오일로서 이상적입니
다. 저는 아이들 중 누군가가 목이 아프다고 호소할 때마다 티트리
오일로 양치를 시키고 있습니다. 컵에 물을 2/3 정도 넣고, 티트리 오
일을 1방울 떨어뜨려, 컵의 상부를 당신 손이나 청결한 천으로 덮고,
컵을 세차게 흔듭니다. 유아의 경우에는 양치질을 능숙히 못해, 이
양칫물을 다소라도 토해내거나 삼켜버리거나 합니다. 하지만 티트리
오일은 복용해도 안전하므로, 양칫물을 삼켜도 아무런 해가 없습니
다.

편도선 수술을 받은 아이나 어른은 몸 전체의 방어 시스템의 중요
한 부분을 잃은 상태입니다. 편도는 실제로는 감염에 대항하는 세포
를 만들어내지는 않습니다. 그러한 세포를 생산하는 것은 뇌선과 골
수인데, 이를 1차 림프기관이라 합니다. 여기에서 생긴 세포는 비장

이나 편도와 같은 신체의 다른 부분(2차 림프기관)으로 이동하여, 거기에서 특정의 임무를 부여받습니다. 즉, 항체를 생산하는 B세포가 되거나, 헬퍼 T세포나 서프레서 T세포나 내츄럴 킬러 세포(NK)가 되거나 하는 것입니다. 이 세포들은 모두 각각 수행해야 할 특정의 역할이 있는데, 이것들은 또한 서로 관계를 지닌 전체로서 작용해서, 우리들을 병으로부터 보호합니다. 우리들이 편도나 충수와 같은 중요한 부분을 상실하고 있다면 외부로부터 공격을 받았을 경우에 세균과 진균을 물리치고 감염과 싸우는 우리 몸의 방어 시스템과 힘을 합쳐, 도와줄 수 있는 에센셜 오일을 사용하면 우리들의 몸이 훨씬 효과적으로 기능하게 됩니다.

니아울리 오일은 인후의 감염증과 싸우고 귀찮은 기침을 진정시키는 힘을 지닌 놀라운 에센셜 오일입니다. 니아울리 오일을 환자에게 투여하기 위한 가장 쉬운 방법은, 기침을 멎게 하는데 쓰이는 니아울리 합제를 사용하는 일입니다.

●●● 니아울리 기침약제
· 니아울리 1방울과 벌꿀 1작은술을 작은 접시에 넣어 충분히 섞습니다. 이것을 인후가 아플 때, 기침이 날 때에 숟가락 끝에 묻혀 먹입니다.

>> 사마귀와 발바닥 티눈
아이들은 어른보다도 사마귀와 티눈이 나기 쉬운 것 같습니다. 그건 아마도 교육 커리큘럼의 일환으로서, 아이들이 한 주에 2~3회는 맨발로 체육 수업을 받거나, 수영 레슨을 받거나, 혹은 풋볼이나 네트볼을 한 후 탈의실을 걸어다니거나 하기 때문이라 생각합니다.

올해 초에, 작은딸이 한쪽 발에 사마귀가 생긴 것을 제게 보여주었습니다. 그 사마귀는 새끼발가락 바로 끝 부분에, 마치 풀로 붙인 것처럼 생겨나 있었습니다. 매일 밤, 아이가 잠자기 전에 희석시키지 않은 레몬 오일을 사마귀에 조금 발랐습니다. 레몬 오일을 티슈 한 구석에 묻혀, 그것을 사마귀 중심에 살짝 대는 것입니다. 아이는 약간 불쾌감을 호소했지만, 이 처치를 일주일 좀 넘게 계속했습니다. 처치를 시작한 지 8일째인지 9일째쯤 또 레몬 오일을 바르려 했을 때, 이미 사마귀는 자취를 감추었습니다. 딸은 아주 태연하게 '엄마, 나 엄마한테 말하는 걸 잊었어. 그게 떨어져 나갔어' 라고 하는 것이었습니다.

발바닥 티눈은, 없애는 데에 좀더 고생스럽습니다. 청결한 반창고를 매일 환부에 붙이는 데에 신경을 쓰고, 다른 가족에게 옮지 않도록 해야 합니다. 발바닥 티눈을 치료하기 위해서는 티트리 오일, 레몬 오일, 라벤더 오일을 사용합니다. 티눈 주변의 피부가 딱딱하게 건조되지 않도록 하고 매일 목욕을 합니다. 그리고 티눈 중심의 굳은 살을 주의 깊게 제거합니다. 그리고 에센셜 오일을 소량 티눈에 문질러 바르고 환부를 점착성 반창고(이 반창고에도 에센셜 오일을 1방울 묻힙니다)로 덮습니다.

주의할 점

보통, 아이들에게는 레몬 오일을 사용하지 않습니다. 다른 감귤류의 에센셜 오일도 마찬가지입니다. 피부를 약간 자극하기 때문입니다. 그러나 제 의견으로 사마귀를 치료할 때에는 레몬 오일이 더없이 효과가 있습니다.

제11장
에센셜 오일 블렌드 방법

우리들이 두세 종류의 에센셜 오일을 블렌드해서 사용할 때 조화로운 블렌드를 만들기 위해서는, 에센셜 오일의 올바른 선택이 중요합니다. 에센셜 오일 중에는 완벽하게 어울리는 게 있으며, 그에 따라 전체적인 효과가 한층 더 좋아집니다. 또한 그 반대로, 일부 에센셜 오일에는 블렌드해도 잘 어울리지 않고 부조화된 향이 되는 것도 있습니다. 에센셜 오일을 바르게 가려내어, 그것을 함께 블렌드하여 에센셜 오일의 효력을 향상시키는 것을 상승 작용을 발휘시킨다고 말합니다.

아로마테라피에 관해 씌어진 여러 가지 책의 정보에 의해, 어느 특정 장해에는 어떠한 에센셜 오일이 권장되는지를 정확하게 기술하는 것은 매우 쉽습니다. 하지만, 치유력이 있다고 열거되어 있는 에센셜 오일 가운데 어떤 것은 블렌드해도 잘 맞지 않지만, 서로 잘 맞는 것들도 있습니다. 그러면, 도대체 어떻게 하면 상승 작용을 나타내는 블렌드를 찾아낼 수 있을까요?

제가 찾아낸 에센셜 오일의 올바른 블렌드 방법은 다음과 같습니다. 먼저 시향지(약 5㎜×12㎝ 길이)를 몇 장 준비합니다. 각각의 시향지를 선택 후보에 올린 각 에센셜 오일에 사용합니다. 그리고 시향지 한 장에 어떤 에센셜 오일 1방울을 묻히고, 그 에센셜 오일 이름을 그 시향지의 반대쪽에 씁니다. 자신이 생각한 각 에센셜 오일을 각각의 시향지 한 장씩에 배어들도록 합니다.

그 중에서도 가장 중요한 에센셜 오일이라고 생각하는 것을 정해서(예를 들면 라벤더 오일), 그것을 키(key) 에센셜 오일이라 부르기로 합니다. 키 에센셜 오일의 시향지 옆에 다른 에센셜 오일의 시향지를 놓습니다. 단, 시향지에는 손대지 않도록 합니다. 그리고 그 두 장의 시향지의 향을 맡아, 그 방향이 서로 조화를 이루고 있는지 판단합니다. 혹시, 그 두 번째 에센셜 오일의 향이 키 에센셜 오일의 옆에 세 번째 에센셜 오일을 묻힌 시향지를 갖다대어, 향이 잘 맞지 않는 것은 버려가면서, 모든 시향지를 테스트하여, 조화를 이룬 블렌드를 가려냅니다.

이어서 내가 원하는 각 에센셜 오일을 어떤 비율로 블렌드하면 좋을지 조사하여, 각각을 함께 섞습니다. 이리하여 완성된 향기가 적절한 것이라면, 이 블렌드를 목욕, 바디 마사지 오일, 훼이셜 마사지 오일, 흡입, 향수 중 어느 것에 사용하면 좋을지, 또 어떤 사람이 사용하면 좋은 반응을 기대할 수 있을지를 생각합니다. 사용한 각 에센셜 오일은 모두 올바른 치유력을 지닌 성분이지만, 최종적으로 완성된 것에서 기분 좋은 향이 나지 않으면, 그것을 쓰는 사람은 무의식중에 거부하기 마련입니다. 기분 좋은 향이 아니면 불유쾌한 것입니다.

에센셜 오일을 사용할 때에는 항상, 강력하고 농축된 것이라는 사실을 염두에 두십시오. 소량으로 유익하다고 하여, 대량으로 사용한다고 해서 더욱 효과가 있는 것이 아닙니다. 아주 소량만을 사용해야 합니다.

에센셜 오일을 2%의 농도로 사용하는 것이 최대 한도 양입니다. 민감한 피부의 사람들, 어린 아이들, 한국이나 일본 사람들처럼 강한 방향을 선호하지 않는 사람들은 더욱 희석된 블렌드로 사용해야 합니다.

일부의 에센셜 오일은 다른 에센셜 오일보다도 훨씬 연구가 진행되어 있습니다. 아이들에게 에센셜 오일을 사용할 때에, 저는 그 민감한 피부를 항상 고려하여, 피부에 순하다고 권장되는 에센셜 오일만을 사용하고 있습니다.

우리들이 에센셜 오일을 자신에게 사용할 때건 아이들에게 사용할 경우에건, 식물을 증류시켜 만들어야 하며 아무것도 다른 성분은 절대 첨가하지 않은 순수한 에센셜 오일만을 사용하는 게 중요합니다. 그리고 언제나 유기 재배한 식물에서 추출한 에센셜 오일을 구입하도록 해주세요. 일단 한번 후각이 천연 에센셜 오일의 향을 확실히 인식하는 것을 터득하면 합성시킨 에센셜 오일로 후각을 속이기는 쉽지 않습니다.

마사지 오일용 베이스 오일로서 너트 오일은 모두 괜찮지만, 제가 좋아하는 것은 스위트아몬드 오일과 카밀라 오일입니다. 올리브 오일도 사용할 수 있지만 올리브 오일의 향이 너무 강해서 에센셜 오일을 압도해 버리기 때문입니다.

>> 에센셜 오일을 블렌드할 때의 주의 사항

· 에센셜 오일을 블렌드하기 전과 블렌드한 후에는 손을 씻어야 합니다.

에센셜 오일은 농축된 것이며, 피부에 희석시키지 않고서 사용하는 게 아니라는 사실을 항상 염두에 두어, 손에 묻은 에센셜 오일은 완전히 씻어내야 합니다.

· 에센셜 오일을 넣은 병에서 1방울, 2방울 하고 필요한 만큼 떨어뜨린 후, 가능한 한 빨리 병마개를 닫아야 합니다. 그렇게 하면 다른 에센셜 오일의 병마개와 뒤섞어 쓰지 않게 되며, 또한 에센셜 오일이 공기 중으로 쓸데없이 증발되는 것을 막을 수 있습니다.

· 병 속에 에센셜 오일을 한 방울씩 세어 넣을 때, 몇 방울 넣었는지를 기록하세요. 뜻하지 않게 전화벨이 울리거나 해서, 집중력을 상실하는 일은 자주 있을 수 있고, 또 자기가 어떠한 에센셜 오일을 넣었는지 깜빡 잊어버릴 수도 있으니까요.

· 에센셜 오일의 블렌드에는 호호바 오일과 너트 오일이나 종자유를 첨가해 주세요.

· 에센셜 오일 블렌드는 진한 색의 밀폐 가능한 병에 넣어 직사광선에 노출되지 않는 곳에 보존해 주세요. 에센셜 오일의 블렌드는 열, 빛, 산소, 습기에 악영향을 받을 수 있음을 잊지 마세요.

· 마사지 오일의 베이스 오일로서는, 각종 식물유, 너트 오일, 종자유가 이용 가능합니다. 그것은 사플라워 오일, 선프라워 오일, 스위트아몬드 오일, 피치커넬 오일, 그레이프시드 오일 등입니다. 올리브 오일도 사용할 수 있지만 앞에서도 말했듯이, 그 향이 콕 쏘는 듯 너무 강해서 에센셜 오일류의 방향을 압도해 버립니다.

>> **방향수에 대하여**

에센셜 오일을 물에 타서 다음과 같이 사용할 수 있습니다.
훼이셜 클렌저 토너로, 습포(배가 아플 경우, 열을 내리기 위해 발에 습포를 할 때, 훼이셜 마사지 후)로, 날씨가 더울 때 후레쉬너로, 핸드 워시(긴급용으로 차 안에 보관해두어 가솔린이 손에 묻었을 때나 병에 걸린 아이를 만졌을 때, 손을 닦는 데)로 사용합니다.

●●● 훼이스 플렌저(습포용)
· 병에 든 100㎖의 미네랄 워터에 에센셜 오일을 1~3방울 넣습니다.

●●● 후레쉬너(핸드 워시용)
· 100㎖의 물에 에센셜 오일을 5~6방울 탑니다.

어느 경우이건, 병에 든 물에 에센셜 오일을 넣어 잘 흔듭니다. 에센셜 오일은 물에 용해되지 않고, 그 속에서 분산될 뿐이므로, 사용하기 전에는 병을 흔들 필요가 있습니다.

부록·에센셜 오일을 이용하는 방법과 주의 사항

● 공기를 정화하는 방향욕

에센셜 오일을 사용하여 주변공기를 맑게 해주는 방법은 여러 가지가 있습니다.

· 끓는 물을 용기에 담아 에센셜 오일 2~3방울을 떨군다.

· 카페트에 에센셜 오일을 2~3방울 고루 떨군다.

· 촛불을 이용하여 가열한다. 특별히 디자인된 '방향용 램프'를 사용할 수도 있다.

· 손님을 맞이하는 향을 피우기 위해서 집안의 열기구류에 직접 선택한 에센셜 오일을 떨군다.

· 전기식 아로마테라피용 버너를 구입한다.

· 에센셜 오일을 가열할 것 없이 주변의 공기 중에 에센셜 오일을 분무시켜 주는 전기식 '디퓨저'를 사용한다.

● 습포

미리 에센셜 오일을 떨구어 둔 물이나 온수에 천(거즈나 타월)을 적십니다. 이때 천의 크기는 치료할 부위에 따라 맞춥니다. 두통 때문에 이마에 습포를 할 때는 손수건 사이즈 정도가 적당합니다. 눈에 습포를 할 때엔 손 타월을 사용하면 적당합니다. 또 무엇을 치료하느냐에 따라 온수를 사용하기도 하고 냉수를 사용하기도 합니다.

● 좌욕

보통 욕조나 특별히 준비된 플라스틱 용기에 바닥부터 10cm 정도 온수를 받아 원하는 에센셜 오일을 떨구어 잘 섞고 앉습니다.

● 질 세척

약국에서 구입한 질세척 기구에 온수와 에센셜 오일을 넣어 충분히 섞어줍니다. 질의 각종 질병 증상에 사용합니다.

● 꿀물

에센셜 오일을 내복할 때 가장 편리한 방법입니다. 컵에 1작은술의 꿀을 넣고 약 30ml(역자주: 한국인은 100ml 정도)의 뜨거운 물을 더해 잘 섞어서 꿀을 녹입니다. 거기에 에센셜 오일을 떨구어 다시 한번 섞습니다. 이것을 작은 숟가락으로 떠서 먹습니다. 특히 페퍼민트 오일을 내복할 때 즐길 수 있는 방법입니다.

● 흡입

에센셜 오일이 첨가된 증기의 흡입은 호흡기 질환에 효과적입니다. 자신이 고른 에센셜 오일을 뜨거운 물이 담긴 용기에 떨굽니다.

더러는 용기 위로 몸을 굽혀 방향된 증기를 흡입하는 동안 머리를 타월로 감기도 합니다.

● 마사지 오일

에센셜 오일과 스위트아몬드 오일 등의 베이스 오일을 블렌드한 오일입니다. 호호바 오일도 사용됩니다.

에센셜 오일의 베이스 오일에 대한 비율은 2:98입니다. 즉, 2%의 에센셜 오일을 98%의 베이스 오일에 섞습니다. 98ml의 베이스 오일이면 2ml의 에센셜 오일은 약 40~50방울 정도입니다.(역자주 : 한국인은 1%가 좋으며 얼굴에는 0.5%로 해야 합니다.)

● 베개에 에센셜 오일을 떨구는 방법

감기에 유칼립투스 오일을 이용하듯이 베갯잇의 모서리에 에센셜 오일을 떨구어 향을 맡게 합니다. 그러면 에센셜 오일이 피부에 직접 닿지 않게 할 수 있습니다. 침구가 얼룩지지 않도록 투명하고 색이 옅은 오일을 사용합니다.

● 피부에 바르는 향수

목욕 후 전신에 바를 수 있는 미묘한(섬세한) 향을 내뿜는 오일입니다. 호호바 오일이나 너트 오일 등의 식물성 오일을 베이스로 사용합니다.

● 에센셜 오일의 복용

에센셜 오일을 복용할 때, 꿀이나 1/2작은술의 황설탕에 에센셜 오일을 떨구어 복용합니다(이런 방법으로 에센셜 오일을 복용하는 방법은 질 칸디다를 치료할 경우에도 이용할 수 있습니다).

● 족욕

선택한 에센셜 오일을 용기에 담긴 온수에 떨굽니다. 특히 피부가
예민할 경우에는 족욕이 다른 치료 방법보다 좋을 수 있습니다.

● 목욕

자신의 체온과 같은 온도의 욕탕에 원하는 에센셜 오일을 몇 방울
떨군 후 잘 섞은 후 몸을 담굽니다.

>> 다시 한번 강조하는 주의 사항

● 식물 중에는 유해한 것이 있습니다. '튜존(thujone)'을 함유한 에
센셜 오일은 자격을 가진 아로마테라피스트들만 취급하여야 합니다.
임신중인 여성은 '튜존' 성분을 함유한 에센셜 오일을 절대 사용해
서는 안 됩니다. 세이지는 '튜존' 성분을 함유하고 있지만 클라리세
이지는 '튜존' 성분을 함유하고 있지 않습니다. 클라리세이지 오일
은 다량의 리나릴아세테이트를 함유하고 있습니다(이 점이 라벤더
오일과 같습니다).

● 몇 가지 에센셜 오일에 함유된 아주 강력한 성분으로 피부에 사용
할 수 없는 것에 사프롤(safrol)이 있습니다. 사프롤은 피부 자극 물질
입니다. 사프롤이 함유된 에센셜 오일은 시나몬 오일과 클로브 오일
입니다. 그러나 프랑스 의사들은 유행성 독감 치료에 시나몬 오일을
내복하도록 처방하고 있습니다. 또 클로브 오일은 치조농루에 대해
서 뛰어난 효과가 있습니다.

● 에센셜 오일을 아이들에게 사용할 때에는 아이들 피부가 아주 예민하다는 것을 항상 염두에 두어야 합니다. 아이들에 대해 연구되어 책에 기록된 에센셜 오일만 사용해야 합니다. 저 자신이 우리 아이들에게 늘 사용하는 에센셜 오일은 라벤더 오일, 제라늄 오일, 로즈 오일입니다. 에센셜 오일이 알맞게 분산되어 있는지를 확인하려면, 정확한 방울수의 에센셜 오일을 500ml의 물에 넣어 충분히 흔들어 줍니다. 그리고 그 에센셜 오일이 섞인 물을 욕조의 물에 쏟아 다시 한 번 손으로 욕조물을 휘저어 줍니다.

● 가정에서 사용하기 위해 에센셜 오일을 블렌딩할 경우에는 에센셜 오일이라는 것은 아주 농축된 것으로 상당히 강하다는 것을 잊어서는 안 됩니다. 소량으로 효과가 있다고 대량으로 사용해서 더욱 효과가 있을 것이라고 생각해서는 안 됩니다. 소량만 사용하세요.

● 너무 강력한 블렌드 오일을 사용하면 피부에 자극을 주게 되는 경우가 있습니다. 그 자극의 특징은 가려움과 열기입니다. 어쩌다 이런 경우가 생기면 순수한 올리브 오일이나 그 밖의 베이스 오일을 피부에 발라 에센셜 오일을 희석하여 분산시킵니다. 그 부분을 물로 씻어도 효과는 없을 것입니다.

● 에센셜 오일을 복용(내복)할 경우에는 주의할 필요가 있습니다. 아로마테라피스트 중에는 에센셜 오일은 결코 복용해서는 안 된다고 주장하는 사람들도 많이 있습니다. 에센셜 오일 중에는 작용이 너무 강한 것이 있어서 위에 자극을 주기 때문이라는 주장입니다. 이런 생각에 반대하는 입장은 아니지만 실제로 잘 생각해볼 필요가 있습니

다. 저는 지금껏 20년 이상 에센셜 오일을(예를 들면 소화불량에는 페퍼민트 등) 가볍게 복용해 왔지만 그래서 몸에 해가 일어난 일은 단 한번도 없습니다. 오히려 아로마테라피를 몰라서 자신의 병을 고치기 위해 의사의 처방을 받은 약이나 시판되고 있는 약제를 이용할 때보다도 지금 훨씬 건강합니다. 하지만 아스피린이나 파라세타몰을 지나치게 사용해온 사람들의 일부는 큰 장애를 입고 있다는 점을 지적해 두어야 하겠습니다. 그래도 고마운 건 그런 경우의 예는 아주 드뭅니다. 그러나 무언가 의심스러운 일이 있으면 자격이 있는 의사나 아로마테라피스트의 진찰을 받아주세요.

역증요법적인 현대의학에 눈을 돌려보면 화학약제를 사용함으로써 놀랄 만큼 많은 수의 사람들이 목숨을 잃거나 심한 장애를 겪고 있습니다. 영국에서는 처방된 약제로 매년 사망하는 사람의 수가 교통사고로 사망하는 사람의 수를 웃돌고 있습니다. 또한 에이즈가 1985년에 발견되고 오늘날까지 그 병으로 사망한 사람 수보다 많은 신생아가 돌연사하였습니다. 이 분야의 전문가들은 이 돌연사의 일부가 그 신생아의 모친이 출산시 또는 출산 직후에 약제를 내복한 사실과 관련이 있다고 인정하고 있습니다. 살리도마이드만이라도 생각해 보세요. 그리고 그 구토증을 완화하기 위해 페퍼민트 오일을 1방울 복용하는 일과 비교해 봅시다. 어느 쪽이 더 안전한가는 누구나 알 수 있을 것입니다.

이 논의는 더 계속될 수 있지만 에센셜 오일을 복용하는 일에 대한 자신의 개인적 선택에 대해서 얘기해 두겠습니다. 프랑스에서는 에센셜 오일을 마사지에는 거의 이용하지 않습니다. 이는 영국이나 미국에서 마사지가 주류를 이루는 것과 대조적입니다. 그리고 그 대신 프랑스 의사들은 대학원 과정에서 아로마테라피의 훈련을 받아 에센셜 오일을 복용하는 쪽으로 처방을 하여 목숨과 직결된 급성 질환에 대해서도 만성적 건강 장애에 대해서도 놀라운 치료 실적을 올리고 있습니다. 따라서 이것은 개인적인 선택에 달린 문제입니다, 제가 내복하는 에센셜 오일은 몇 가지에 불과합니다. 그리고 지금까지 외용만 해온 에센셜 오일은 훨씬 다양합니다. 지성이 겸비된 성인으로서 이러한 선택을 하는 일을 저는 소중하게 생각합니다. 자신이 그것을 장기적으로 사용해 왔고 충분히 근거가 있으며 현명하게 사용한다면 위험한 건 없다는 자신을 갖고(의식적으로) 이 선택을 이행할 것입니다. 그리고 식물로 만든 약제를 이용한다는 것에 자부심을 느낍니다.

자신의 양심에 부끄럼 없이 자신이 처방한 약제에 대해 저처럼 말할 수 있는 개인병원 의사들은 얼마나 될까요? 영국에서는 제약회사가 의사에게 자신들이 제조한 제약을 처방에 사용하라고 설득하기 위해서, 의사 한 사람당 연간 약 50파운드를 쓴다고 합니다. 서글픈 사실입니다. 약제가 시판되고 나서 그것이 건강에 유해하다고 알고, 시장에서 회수되는 경우도 종종 있습니다. 그것이 그 약제가 시판되어 수개월이 지난 경우도 있지만 발매 후 5~6년이나 지나서인 경우도 있습니다.

그 사이에 뭔가 돌이킬 수 없는 일이 일어나지는 않았을까요? 또한 가지, 우리가 염두에 두어야 할 일이 있습니다. 그것은 제약회사가 '베스트셀러 약'을 발견하여 그걸로 수익을 증대시켜 시장을 점유하고 유리한 입장을 차지하기 위해 닥치는 대로 연구를 하면서 실험 동물들에게 심한 고통을 주고 있다는 사실입니다. 에센셜 오일도 그 독성 수준을 시험하기 위해 LD_{50} 테스트(중간 치사량)를 이용했습니다.

하지만 이것은 벌써 50년 이상이나 지난 일이고 현재 재실험의 필요는 없습니다. 에센셜 오일을 사용하면 처방약이나 시판약에 비해 안전하고, 무궁무진한 대체품을 사용하게 됨과 동시에 각자 나름대로 화학 약제 수요를 줄여 나갈 수 있을 것입니다. 그렇게 되면 시간이 흐르면서 의학이란 명분으로 고통 속에 대량으로 도살당하는 동물들의 수도 감소할 수 있지 않을까 저는 그렇게 희망하는 바입니다.

에센셜 오일의 학명

오일명(영문)	학 명
바질(basil)	Ocimum basilicum
베르가못(bergamot)	Citrus aurantium bergamia
카모마일 로만(chamomile Roman)	Chamaemelum nobile
클라리 세이지(clary sage)	Salvia sclarea
클로브(clove)	Eugenia caryophyllata
사이프러스(cypress)	Cupressus sempervirens
유칼립투스(eucalyptus globulus)	Eucalyptus globulus
프랑킨센스(유향)(frankincense)	Boswellia carterii
갈릭(garlic)	Allium sativum
제라늄(geranium)	Pelargonium graveolens
그레이프푸르트(grapefruit)	Citrus paradisii
이뉴라(inula)	Inula graveolens
자스민(jasmine)	Jasminum officinalis
호호바(jojoba)	Simmondsia chinensis
주니퍼(juniper berry)	Juniperus communis
라벤더(lavender)	Lavandula angustifolia

오일명(영문)	학 명
레몬(lemon)	Citrus limon
레몬그래스(lemongrass)	Cymbopogon citratus
마조람(marjoram(Spanish))	Thymus mastichina
머틀(myrtle)	Myrtus communis
니아울리(niaouli)	Melaleuca quinquenervia
오렌지(orange)	Citrus sinensis
네로리(neroli)	Citrus aurantium
페퍼민트(peppermint)	Mentha piperita
라벤사라(ravensara)	Ravensara aromatica
로즈(rose)	Rosa centifolia
로즈힙시드(rose hip seed)	Rosa affinis rubiginosa
로즈마리(rosemary)	Rosmarinus officinalis
로즈우드(rosewood)	Aniba parviflora
샌달우드(sandalwood)	Santalum album
티트리(teatree)	Melaleuca alternifolia
일랑일랑(ylang ylang)	Cananga odorata

참고 문헌

Dr. Jean Valnet, *The Practice of Aromatherapy*(C.W. Daniel, 1982).

Michael A. Weiner, PhD., *Macimum Immunity*(Gateway Books, 1986)

Anthony Robbins, *Unlimited Power*(Simon and Schuster, 1987).

Michel Odent, *Primal Health*(Century Paperback, 1987).

Leon Chaitow, *Vaccination and Immunization*(C.W.Daniel, 1987).

Louise Hay, *You can Your Life*(Eden Grove Editions, 1988).

Dr Andrew Lockie, *The Family Guide to Homoeopathy* (Hamlyn, 1990).

What Doctors Don't Tell You(a monthly publication available from 4 Wallace Road, London N1 2PG).

역자 후기

1996년 우리나라에서는 처음, "허브를 이용한 지역경제 활성화 효과"라는 주제로 프로젝트를 수행한 적이 있다. 그 당시 참고 서적으로 우리나라에서 출판된 허브와 아로마테라피의 자료를 찾아보았으나 겨우 너댓 권 정도가 전부였고, 그나마 대부분 번역서나 편저로 출판돼 있었다. 당시 일본만 해도 수백여 권에 달하는 관련 서적이 출판되어 있었는데, 그에 비하면 우리나라는 그야말로 허브와 아로마테라피의 불모지라고 할 수 있었다. 본인은 서둘러 그동안의 경험과 연구 결과를 근거로 1998년 『허브(HERB)』, 『닥터조 허브가든』을 출판했고, 그 후 박차를 가해 『허브를 이용한 건강과 미용』, 『향기로운 삶을 연출하는 허브&아로마 라이프』 등을 출판하기에 이르렀다. 그러던 중 영국의 세계적인 아로마테라피스트인 마기 티설랜드 여사의 『여성을 위한 아로마테라피』란 책을 접하게 되었다.

마지막 장을 덮으면서 이 책이야말로 최근 세계 각지에서 출판된 아로마테라피 관련 서적들을 대표할 만하다고 확신하게 되었다. 아울러 평소 궁금했던 점이나 애매했던 부분도 구름 걷히듯 말끔히 해소되었다. 이 책을 감히 평가한다면 내가 아는 모든 아로마테라피 관련 서적들 중 최고라고 단언할 수 있다. 그 이유는 저자가 직접 임상실험을 통해 얻은 알찬 결과들을 독자들이 이해하기 쉽도록 정리한 것이기 때문이다.

본인은 이 책이야말로 우리나라의 모든 여성들이 한번쯤은 읽어보아야 할 내용이라는 생각이 들어 영국의 마기 티설랜드 여사에게 곧바로 연락을 취하는 동시에 국내에서 출판사를 물색했다. 마기 티설랜드 여사는 자신의 저서가 한국에서 출판됨을 매우 기쁘게 생각하였고, 대원사에서도 기꺼이 출판을 맡아주기로 했다. 지면을 통해 원저자 마기 티설랜드 여사와 대원사 편집부의 김분하 부장 및 관계자들께 깊은 감사를 드린다.

본인은 이미 허브와 아로마테라피에 대한 책을 몇 권 출판한 바 있지만, 그 전에 이 책을 먼저 접했더라면 하는 아쉬움이 남는다. 이 책을 읽고 나서부터 장이 약한 우리 가족은 녹차 4인분에 페퍼민트 오일을 1방울 떨어뜨려 나눠 마시고 있다. 이 책을 읽기 전에는 전혀 생각지 못했던 일들이다.

이 책을 출판함에 있어서 마기 티설랜드 여사에게 양해를 얻어 원서의 레시피보다 에센셜 오일의 양을 적게 조절했다. 이것은 유럽인과 우리 한국인의 체질이나 피부 점막 등이 근본적으로 다르기 때문이다.

이 책을 함께 번역하며 한국인이 이해하기 쉽도록 잘 정리해 주신 손성희 선생님의 노고에 감사드리며, 허브애비뉴의 고영신 선생께도 감사드린다. 한국 허브·아로마라이프 연구소의 정정섭, 홍영록, 정인희 연구원과 연구실의 주희, 승환, 현주, 정연, 석윤, 용운, 정림과

군에 입대한 정헌과 종오에게도 고마움을 전한다. 그리고, 영국에서 아로마테라피스트 교육을 받으며 마기 티설랜드 여사와의 연락에 도움을 준 정은에게도 감사를 표하는 바이다. 끝으로, 만나면 늘 반갑고 기쁜 사람들인 MBC 싱글벙글쇼의 김혜영 님과 양재철 PD, EBS의 김현주 PD와 이정화 작가, 홍익대 김웅기 교수님, 유은영 님과 스포츠조선의 김호영 님, MBC 이상인 PD와 이혜진 님, 김세라 님에게도 고마움을 표한다.

2003년 5월 조태동